伝え方の処方せん

服薬指導に困っていたら
薬の妖精があらわれた

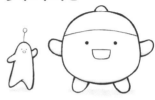

漫画｜油沼

原作・監修
神田 佳典　ウエルシア薬局堺深井水池店 管理薬剤師
児島 悠史　Fizz-DI／株式会社sing 取締役
野田 学　JCHO若狭高浜病院薬剤部 主任薬剤師

JN101291

南山堂

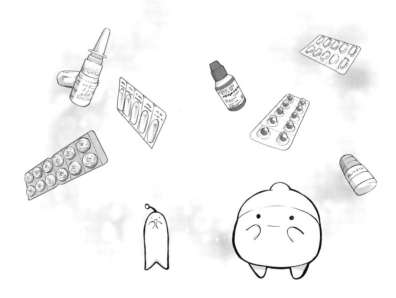

はじめに

　薬局や病院に，ウキウキ気分で来られる方はほとんどいません．おそらく，何らかの体調不良やトラブルを抱え，不安な気持ちや塞ぎ込んだ気分で来られることの方が多いはずです．そんな状況にある患者さんから不安を打ち明けられたり，何か相談を持ちかけられたりした際，われわれ薬剤師はどんなことに気をつけて対応する必要があるでしょうか．

　例えば，同じ内容の話であっても，それを話す薬剤師のちょっとした仕草，間，使う言葉や表現，言い回しによって，患者さんの理解度や受ける印象は大きく変わってきます．ということは，薬剤師は「何を伝えるか」だけでなく「どう伝えるか（相手にどう伝わるか）」という点もしっかりと考えて服薬指導に挑まなければなりません．つまり，薬に関する知識や情報はただ身につけるだけでなく，それを"どのように伝えれば患者さんの治療や生活が良くなるのか"を踏まえた伝え方も一緒に考える必要がある，ということです．実際，間違ったことは言っていないのだけれど，"伝え方のマズさ"が原因で患者さんにうまく説明やアドバイスができなかった・・・という体験をした薬剤師はたくさんいるはずです．しかし，こうした失敗を実際に経験でもしない限り，自分の服薬指導を振り返る機会は，あまり多くありません．

　そこで今回，こうした"伝え方"の失敗談を集めて，「ではどのように伝えれば良かったのか？」を振り返る本を，日頃からよく情報交換をしているウエルシア薬局の神田佳典先生，JCHO若狭高浜病院の野田学先生と一緒にアイデアを出しながら，油沼先生に漫画で描いくいただきました．われわれが経験したものと同じ失敗を繰り返す薬剤師が出てこないよう，自分の服薬指導の際のより良い"伝え方"を考えるきっかけにしていただければ嬉しいです．

　2021年10月

　　　　　　　　　　　　　　　　　　　　　　　児島　悠史

目次

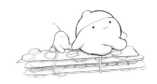

プロローグ ……………………………………………………………… 1

第1話　いつもと違う薬…？ ……………………………………… 5
　　　　―くり返す膀胱炎と抗菌薬―

第2話　貼ったところに効くんじゃないの…？ ……………… 13
　　　　―経皮吸収型製剤と局所製剤の違い―

第3話　健康食品って安全でしょう…？ ……………………… 23
　　　　―健康食品の安全性と副作用―

第4話　うつ病じゃないのに"効能：うつ"…？ …………… 33
　　　　―薬剤情報提供文書記載内容の誤解―

第5話　痛み止めを使いたいけど胃が荒れるかも…？ ……… 45
　　　　―鎮痛薬による胃への副作用―

第6話　ほかに飲んでる薬はないけれど…？ ………………… 55
　　　　―見逃しやすい健康食品との相互作用―

第7話　薬の数が多いと副作用が起こるの…？ ……………… 63
　　　　―多剤併用への不安―

第8話　インフルエンザワクチンのよくある誤解 …………… 75
　　　　―接種したのに発症した―

付録　薬を学ぼう病気を知ろう
　その1　インフルエンザと治療の考え方 …………………… 83
　その2　光線過敏症の考え方 ………………………………… 87
　その3　花粉症の賢い治し方 ………………………………… 91
　その4　水虫薬の正しい塗り方 ……………………………… 95
　その5　坐薬が2種類のときの使い方 ……………………… 99

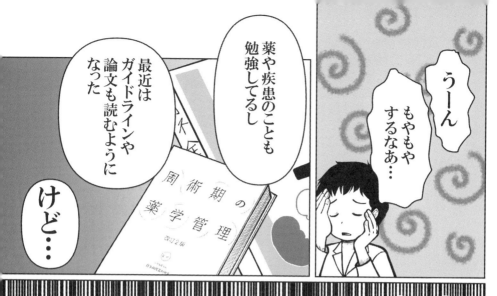
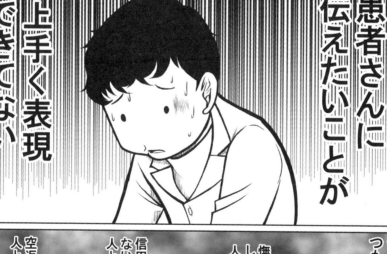
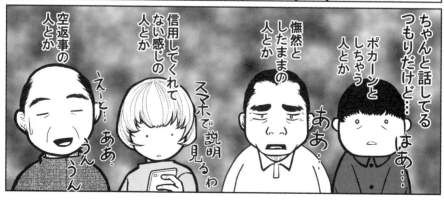

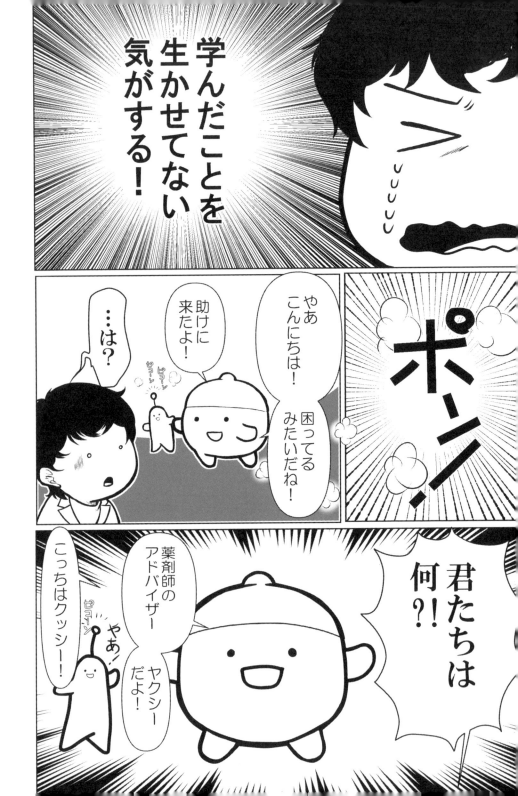

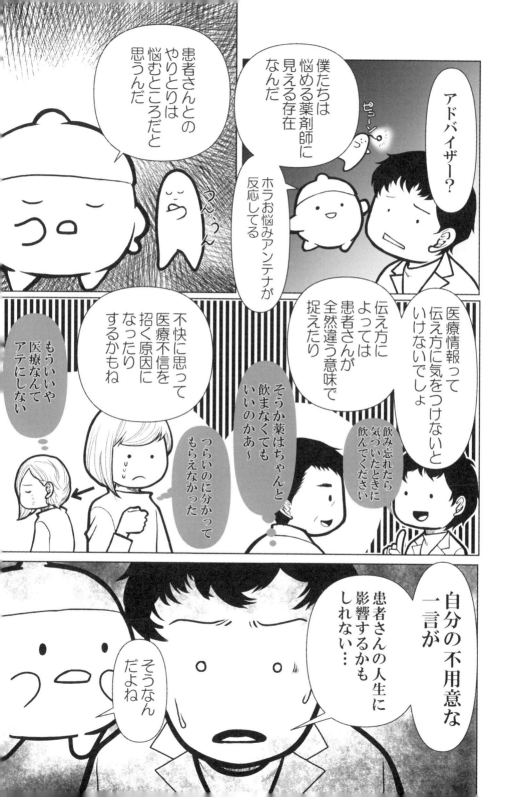

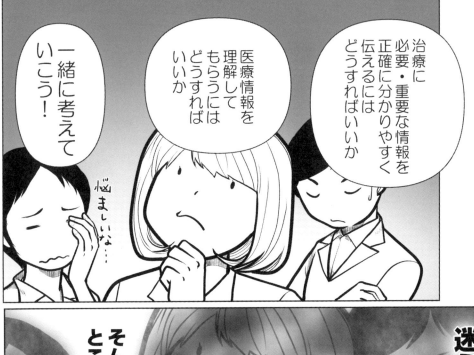

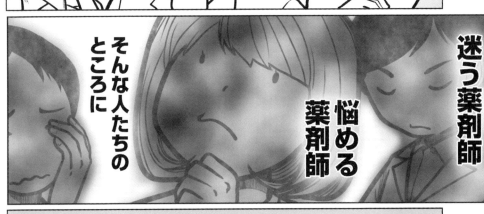

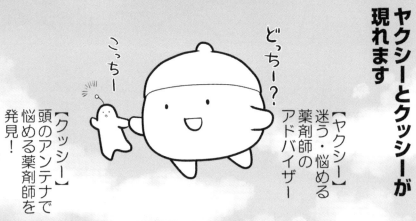

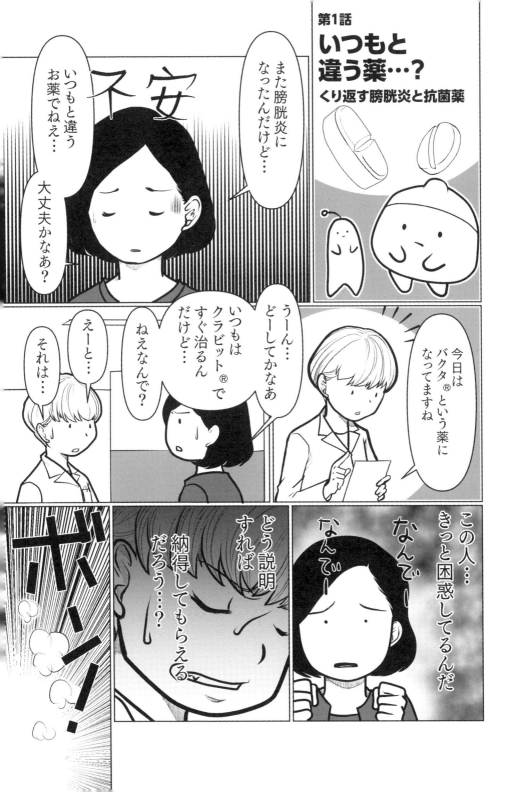

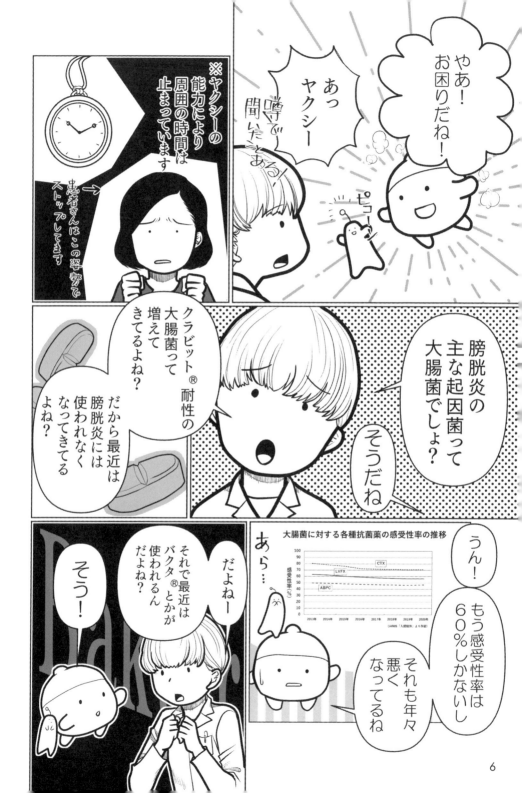

※ヤクシーの能力により周囲の時間は止まっています

→患者さんはこの姿勢でストップしてます

あっヤクシー 噂で聞いたよ！

やあ！お困りだね！

ピコー

膀胱炎の主な起因菌って大腸菌でしょ？

そうだね

クラビット®耐性の大腸菌って増えてきてるよね？

だから最近は膀胱炎には使われなくなってきてるよね？

うん！もう感受性率は60％しかないし

それも年々悪くなってるね

大腸菌に対する各種抗菌薬の感受性率の推移

感受性率（％）

CTX
LVFX
ABPC

2013年 2014年 2015年 2016年 2017年 2018年 2019年 2020年

（JANIS「入院検体」より作図）

だよねー

それで最近はバクタ®とかが使われるんだよね？

そう！

あら…

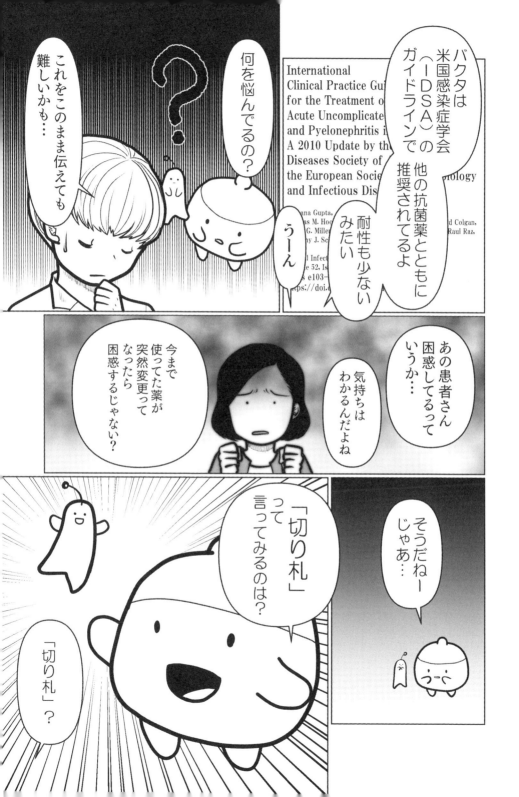

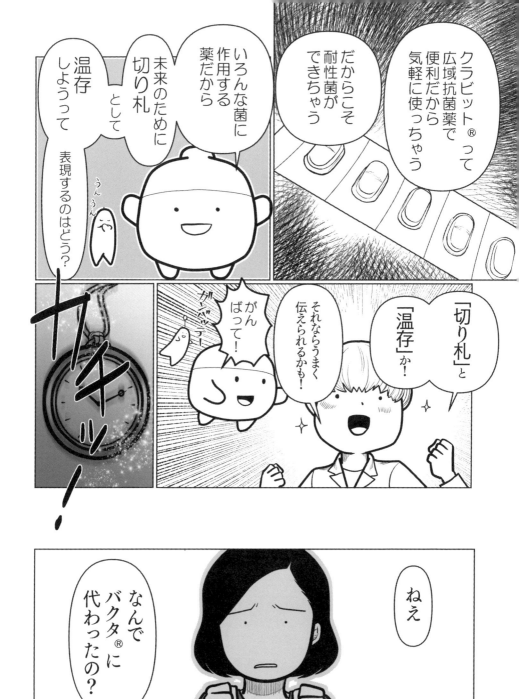

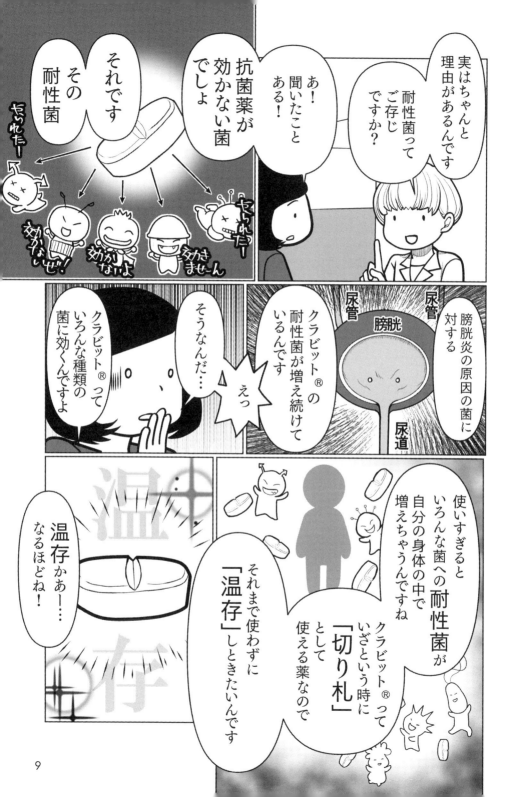

実はちゃんと理由があるんです

耐性菌ってご存じですか？

あ！聞いたことある！

抗菌薬が効かない菌でしょ

それですその耐性菌

やられたー！

効かないぜ！

効かないよ

効きませ〜ん

やられたー！

膀胱炎の原因の菌に対する

尿管

尿管

膀胱

尿道

クラビット®の耐性菌が増え続けているんです

そうなんだ…

えっ

クラビット®っていろんな種類の菌に効くんですよ

使いすぎるといろんな菌への耐性菌が自分の身体の中で増えちゃうんですね

クラビット®っていざという時に使える薬なので

「切り札」として

それまで使わずにいざという時に使える薬なので「温存」しときたいんです

温存かあ〜…なるほどね！

温存

9

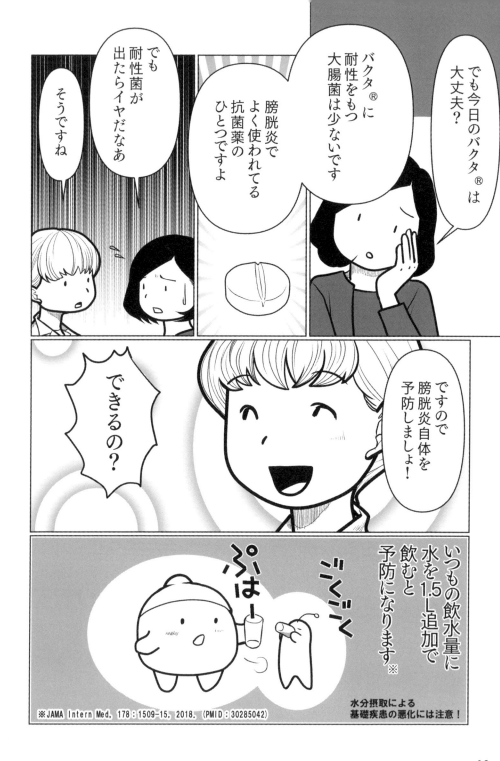

ワンポイント

p6

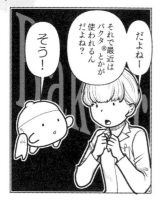

薬剤耐性（AMR）時代を迎え，抗菌薬の処方動向は明らかに変化してきています．処方される抗菌薬の種類が変わったり，抗菌薬が処方されないケースが増えたりしています．このような傾向に患者さんが不安をもつことのないよう丁寧に説明することも薬剤師の役割の一つでしょう．

p8

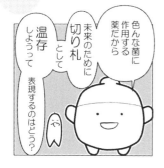

これまで乱用されてきた抗菌薬の代表がクラビット®であり，気管支炎，肺炎，尿路感染症など多くの感染症にあまりに気軽に使われてきました．それゆえに患者さんからは抗菌薬としてクラビット®が指名されることも少なくありません．しかし，クラビット®には本来の出番があります．それをどのようにして患者さんに伝えればよいのかを議論し，「切り札」「温存」という言葉を用いて表現しました．

p10

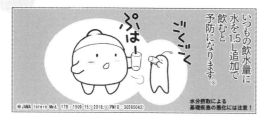

服薬指導を「薬の説明」で終わらせるのはもったいないです．特に感染症は予防できることも多く，その予防策をアドバイスすることも医療者としては大切な役割ではないでしょうか．今回は尿路感染症の予防策の一つとして水分摂取の勧奨を行いました．

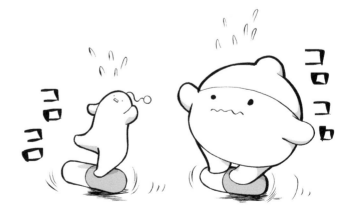

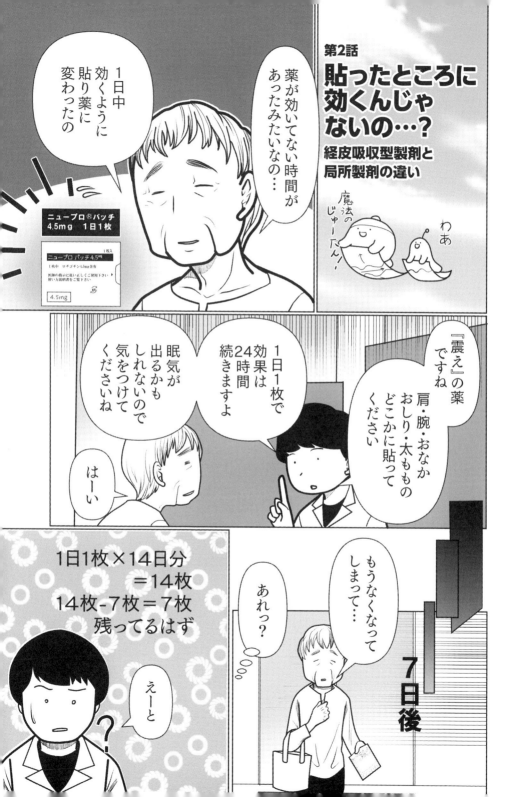

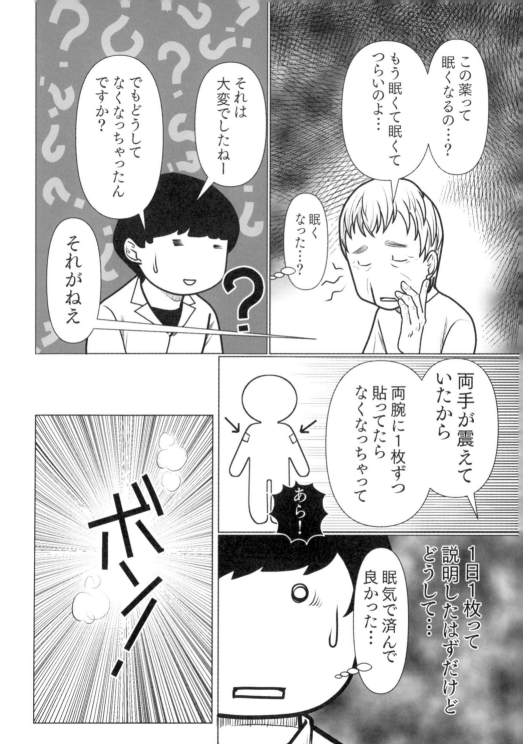

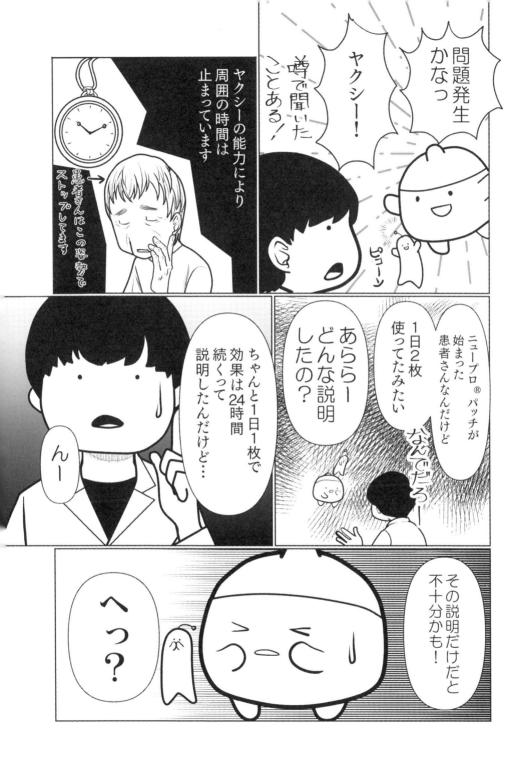

15

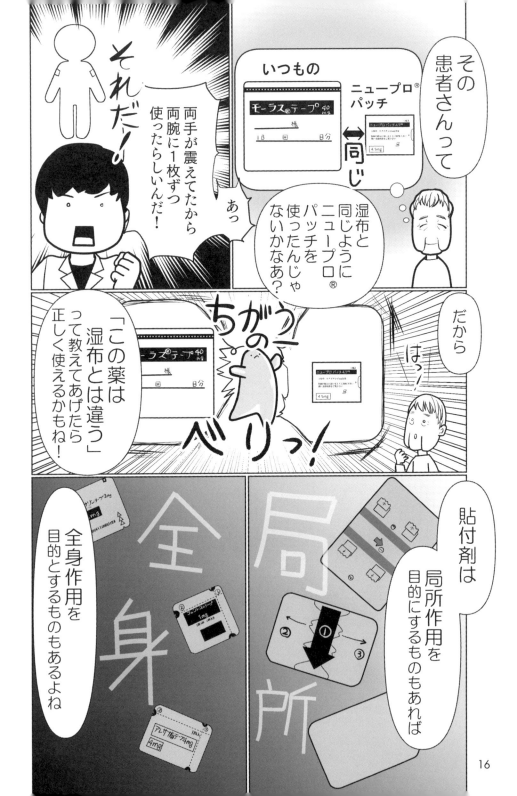

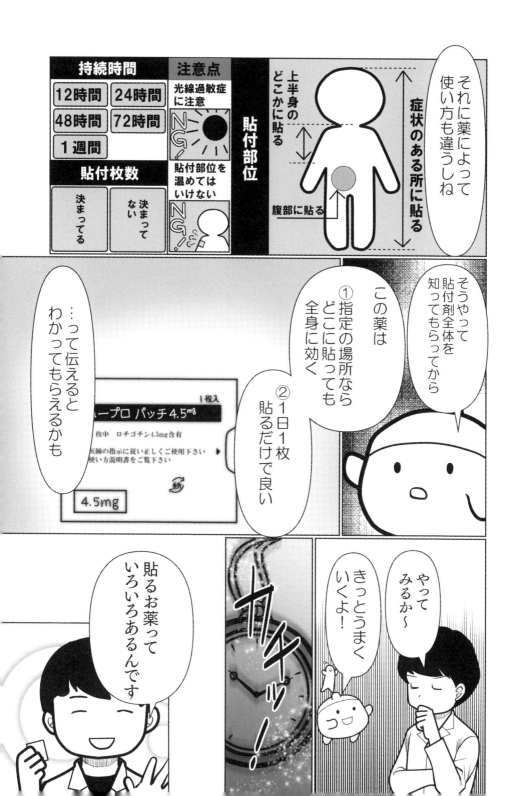

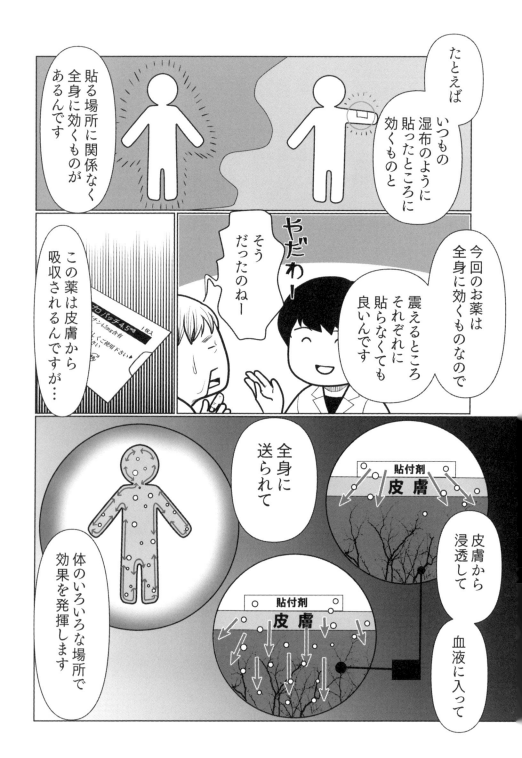

18

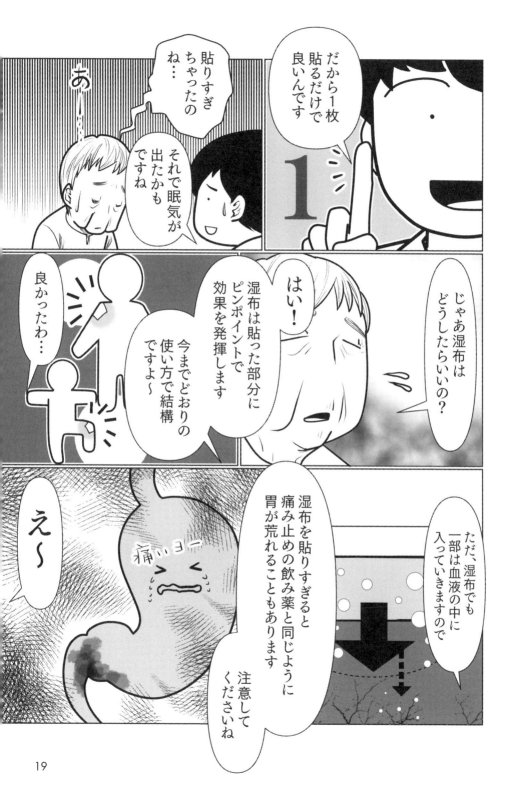

だから1枚貼るだけで良いんです

貼りすぎちゃったのね…

それで眠気が出たかもですね

良かったわ…

今までどおりの使い方で結構ですよ〜

湿布は貼った部分にピンポイントで効果を発揮します

はい！

じゃあ湿布はどうしたらいいの？

え〜

痛いヨー

湿布を貼りすぎると痛み止めの飲み薬と同じように胃が荒れることもあります

ただ、湿布でも一部は血液の中に入っていきますので

注意してくださいね

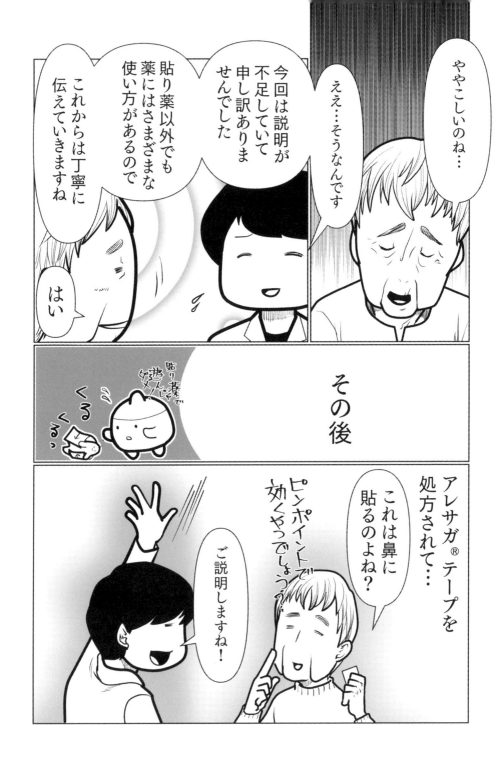

ワンポイント

p16

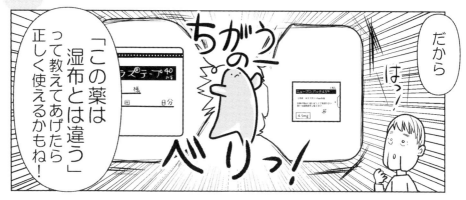

貼付剤の代表は湿布であり，他の貼付剤が処方された際にどのように説明すれば患者さんにうまく伝わるかを議論しました．湿布の特徴は「局所作用」で「疼痛部位ごと」に「1回に複数枚使用できる」ことです．患者さんの頭の中にはこの使い方がベースとしてあることを考えながら，違いを重点的に説明することが重要でしょう．

p20

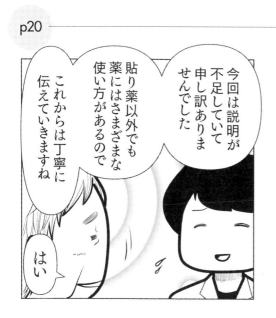

外用薬は内服薬と異なり普段からは使い慣れない薬剤であるため，患者さんが独自の使い方をしてしまいやすい薬剤ですが，薬剤師は「正しく使えているだろう」と思い込みがちです．初回の指導はもちろんのこと，定期的に声掛けをしながら使用法や手技の確認をすることが大切です．

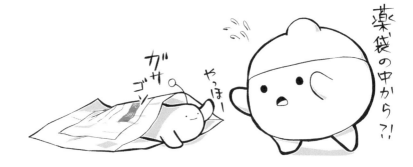

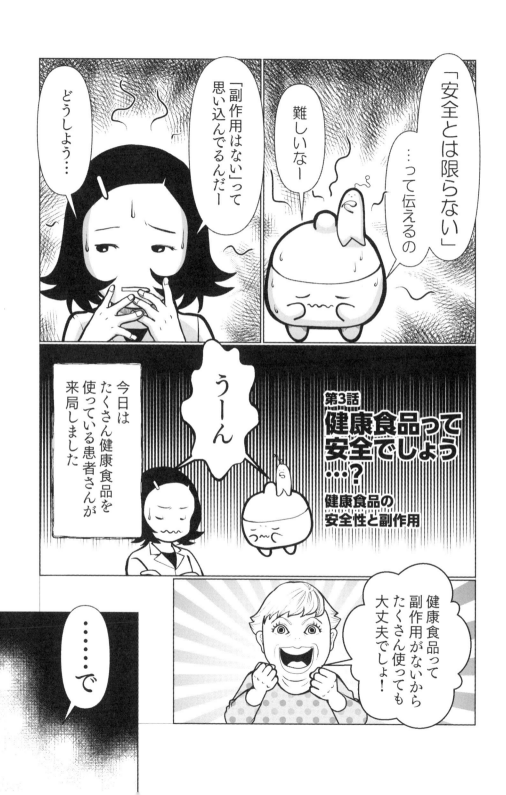

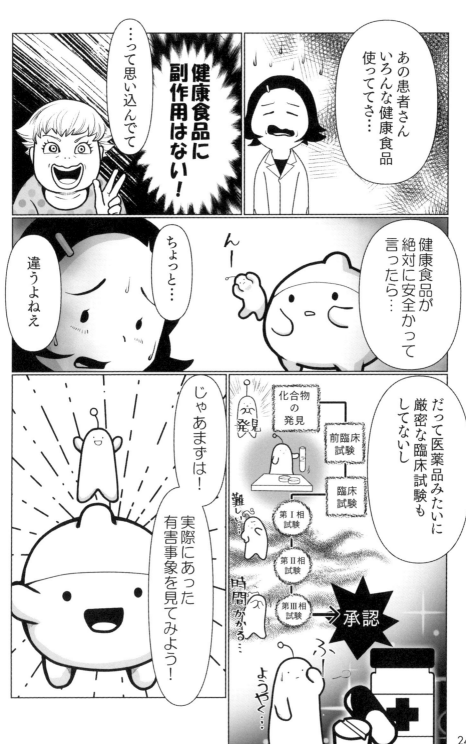

24

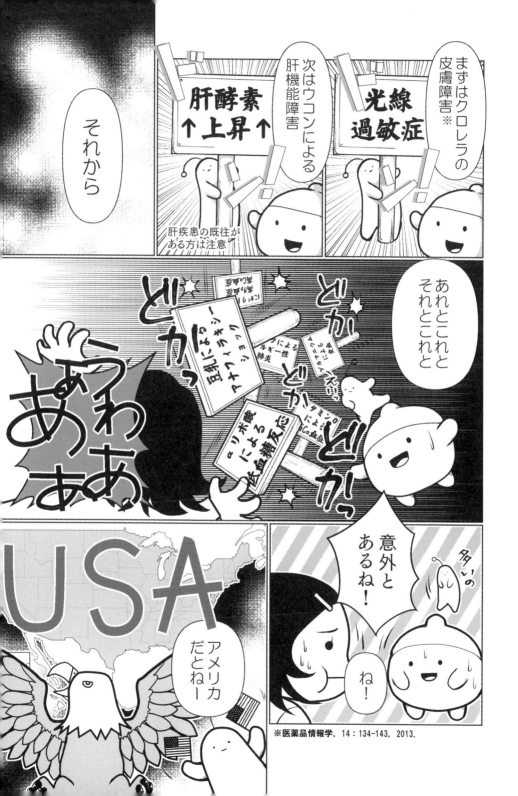

※医薬品情報学, 14：134-143, 2013.

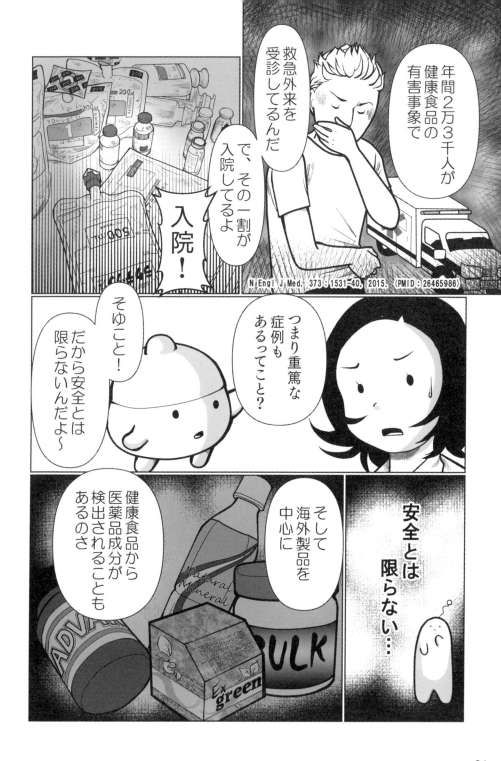

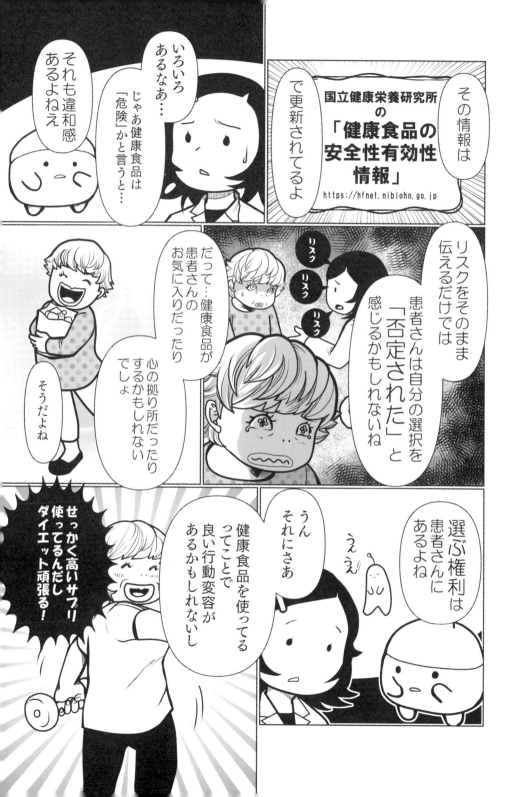

それも違和感あるよねえ

いろいろあるなあ…

じゃあ健康食品は「危険」かと言うと…

その情報は

国立健康栄養研究所の「健康食品の安全性有効性情報」

https://hfnet.nibiohn.go.jp

で更新されてるよ

リスクをそのまま伝えるだけでは

患者さんは自分の選択を「否定された」と感じるかもしれないね

リスク リスク リスク

だって…健康食品が患者さんのお気に入りだったり

心の拠り所だったりするかもしれないでしょ

そうだよね

選ぶ権利は患者さんにあるよね

うん　それにさあ

健康食品を使ってるってことで良い行動変容があるかもしれないし

うぇえ

せっかく高いサプリ使ってるんだしダイエット頑張る！

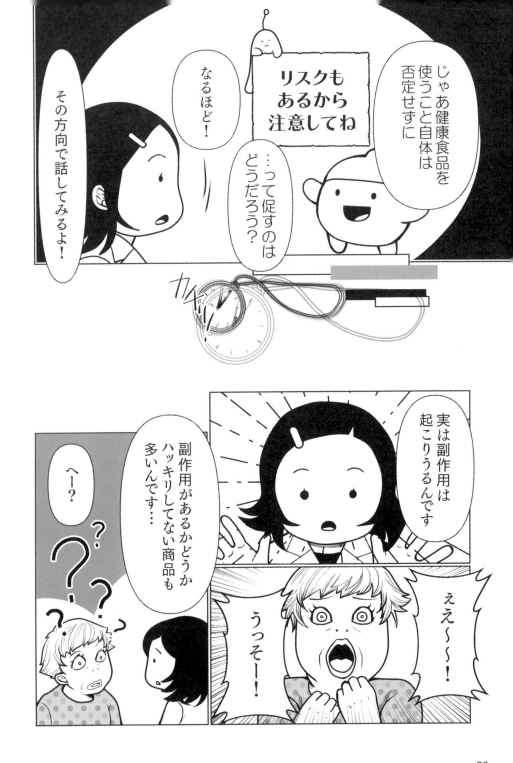

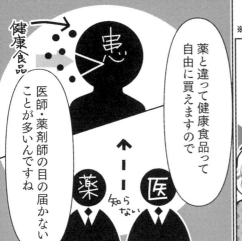
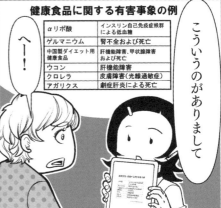

こういうのがありまして

へ〜！

※医薬品情報学, 14：134-143, 2013.

健康食品に関する有害事象の例

αリポ酸	インスリン自己免疫症候群による低血糖
ゲルマニウム	腎不全および死亡
中国製ダイエット用健康食品	肝機能障害、甲状腺障害および死亡
ウコン	肝機能障害
クロレラ	皮膚障害（光線過敏症）
アガリクス	劇症肝炎による死亡

薬と違って健康食品って自由に買えますので

医師・薬剤師の目の届かないことが多いんですね

健康食品

患

薬　知らない　医

それで健康食品の副作用ってなかなか把握できないんです

	医薬品	健康食品
医療者の関わり	必ずある	ないことが多い（利用者の自由）
有効性・安全性	臨床試験で確認済み	臨床試験が十分になされていないことが多く不明瞭
品質	厳密な管理	医薬品ほど厳密ではない

薬の場合だと臨床試験がありますし

発売後も副作用とかいろいろ把握しやすいんですが…

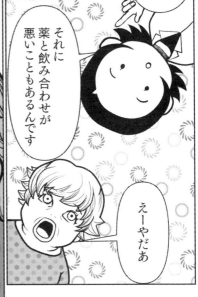

それに薬と飲み合わせが悪いこともあるんです

えーやだぁ

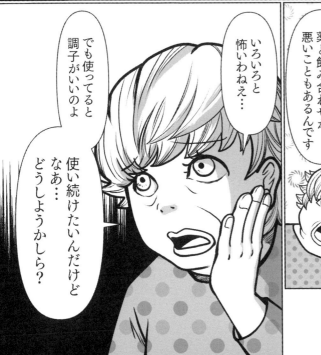

でも使ってると調子がいいのよ

いろいろと怖いわねぇ…

使い続けたいんだけどなぁ…どうしようかしら？

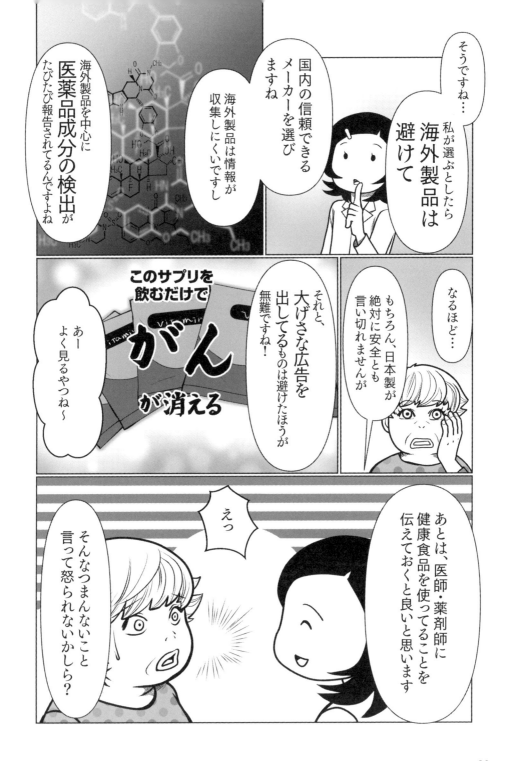

そうですね…

私が選ぶとしたら海外製品は避けて

国内の信頼できるメーカーを選びますね

海外製品は情報が収集しにくいですし

海外製品を中心に医薬品成分の検出がたびたび報告されてるんですよね

このサプリを飲むだけで

がんが消える

あーよく見るやつね〜

それと、大げさな広告を出してるものは避けたほうが無難ですね！

もちろん、日本製が絶対に安全とも言い切れませんが

なるほど…

あとは、医師・薬剤師に健康食品を使ってることを伝えておくと良いと思います

えっ

そんなつまんないこと言って怒られないかしら？

30

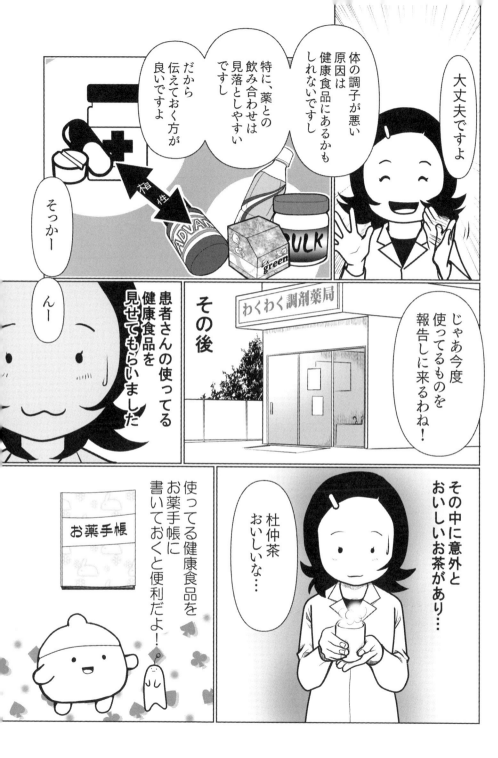

大丈夫ですよ

体の調子が悪い原因は健康食品にあるかもしれないですし

特に、薬との飲み合わせは見落としやすいですし

だから伝えておく方が良いですよ

そっかー

ん—

相性

じゃあ今度使ってるものを報告しに来るわね！

その後

わくわく調剤薬局

患者さんの使ってる健康食品を見せてもらいました

その中に意外とおいしいお茶があり…

杜仲茶おいしいな…

お薬手帳

使ってる健康食品をお薬手帳に書いておくと便利だよ！

ワンポイント

p28

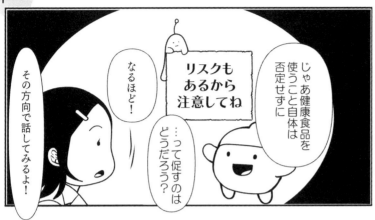

健康食品は安全性や有効性に関するエビデンスに乏しく，またリスクはゼロでないため，薬剤師の立場からすると否定的になりがちです．しかし，健康食品を利用するにはそれぞれ理由があると思いますので，その気持ちを傷つけることのないように話を展開していく必要があります．

p30

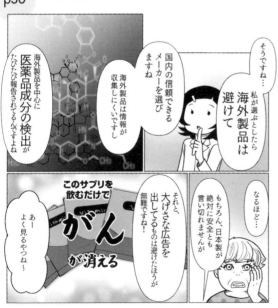

消費者が健康食品を選択する際に注意してほしいことは"粗悪品"を選択することです．そのリスクを避けるための基準として2点を挙げました．さらに「保健機能食品」であることが望ましいと考えます．

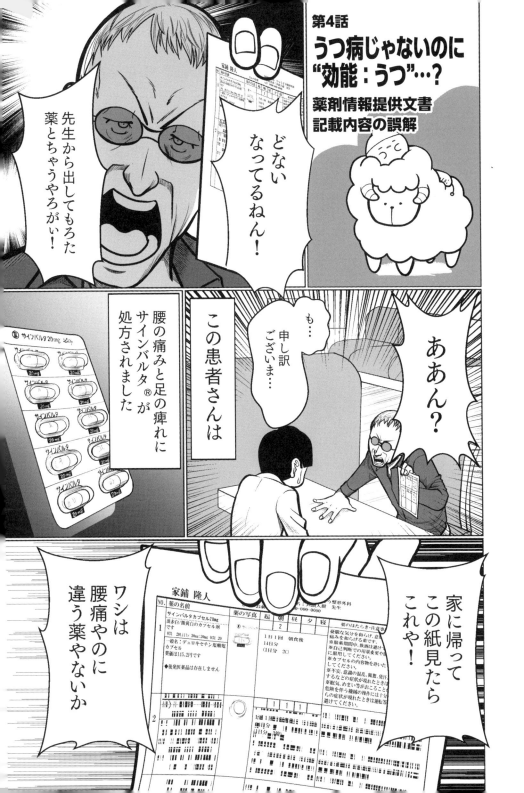

第4話
うつ病じゃないのに "効能：うつ"…？
薬剤情報提供文書記載内容の誤解

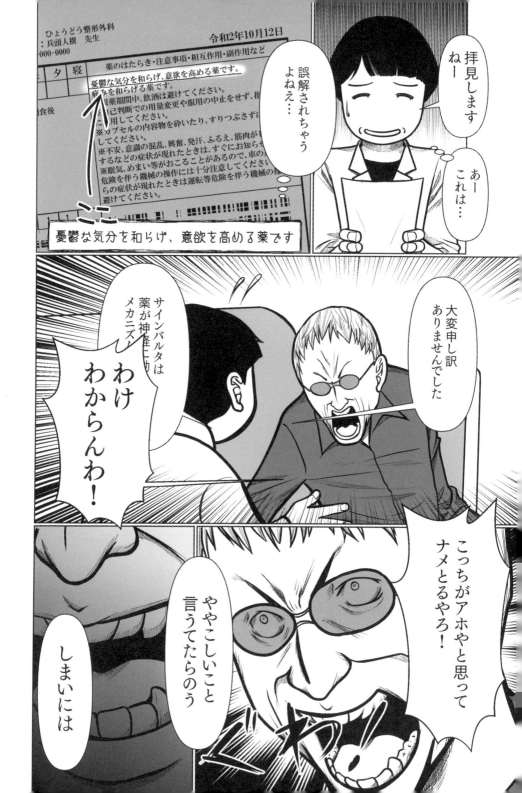

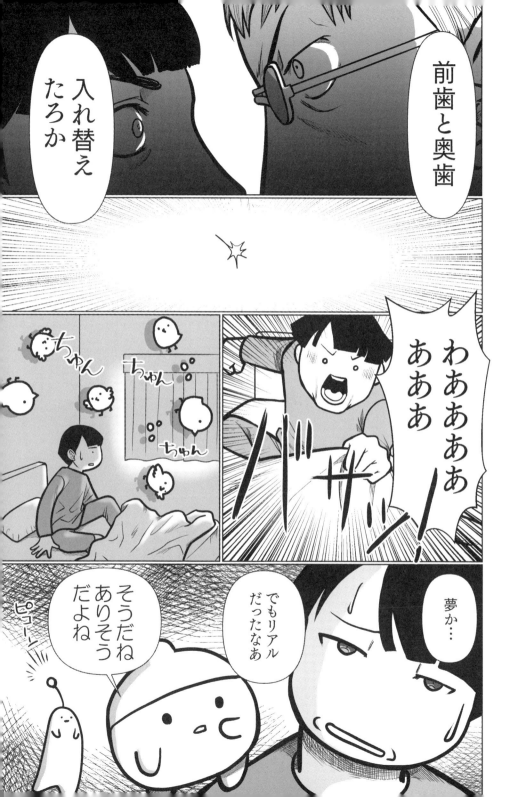

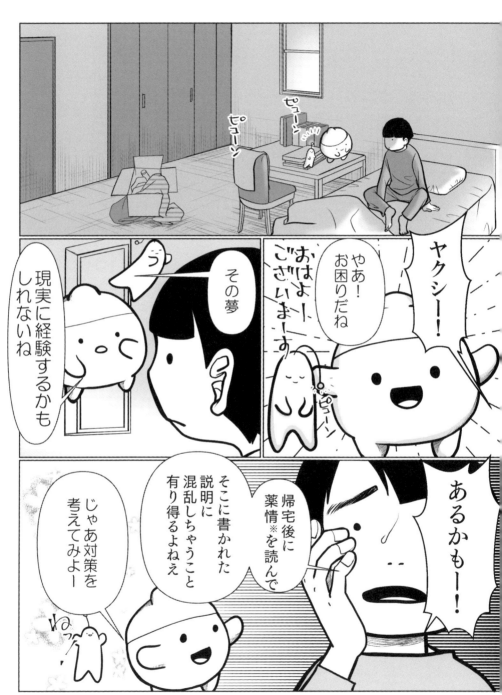

※薬剤情報提供文書

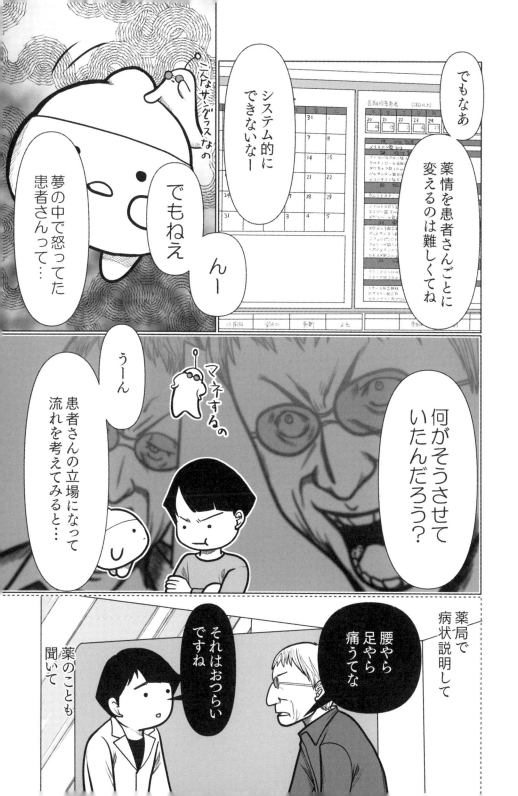

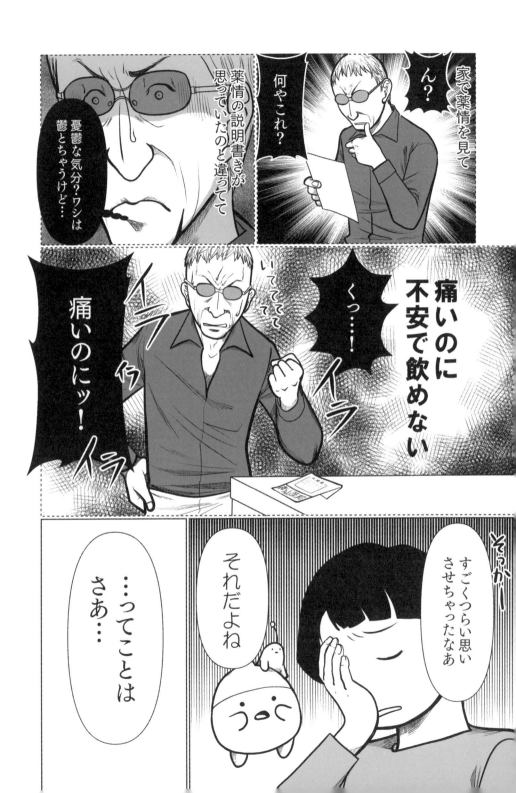

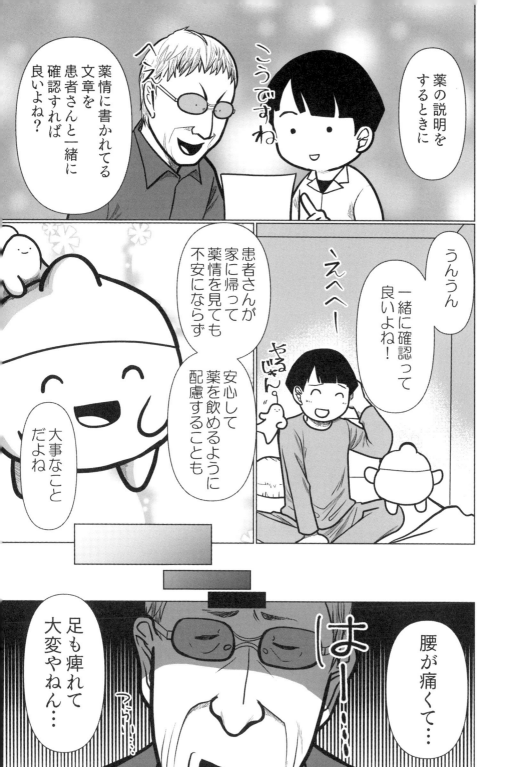

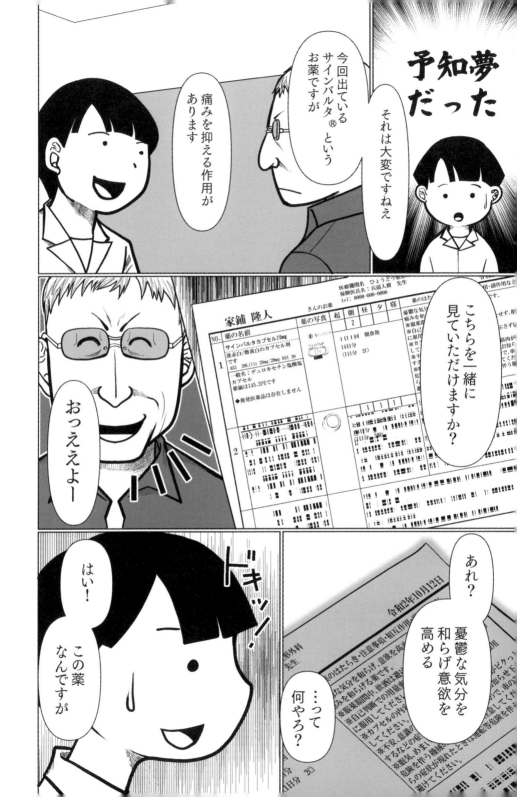

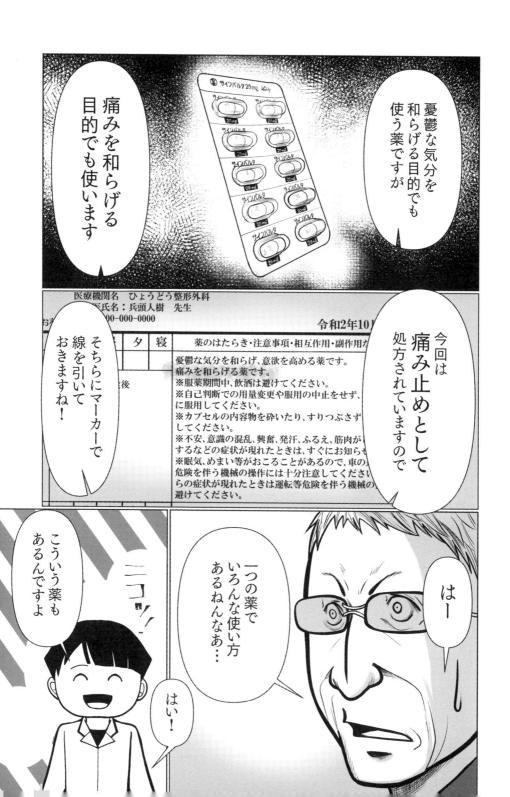

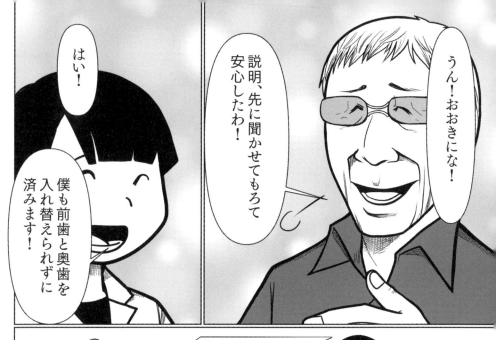

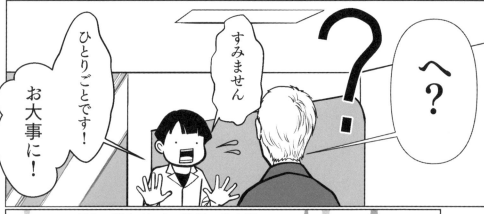

異なる適応症のある薬剤の代表例

薬品名	主な薬効①	主な薬効②
カルバマゼピン （テグレトール®）	精神運動発作 てんかん性格及び てんかんに伴う精神障害 てんかんの痙攣	三叉神経痛
スルピリド （ドグマチール®）	胃・十二指腸潰瘍	統合失調症
プレドニゾロン錠	抗炎症	免疫抑制

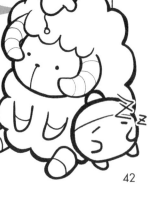

文献
1. 保険薬局の理解のために
　　令和2年度　厚生労働省　保険医療課医療指導監査室
2. サインバルタ®（デュロキセチン）製品情報　　日本イーライリリー株式会社

ワンポイント

p33

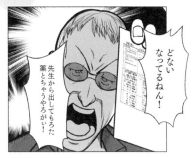

薬剤情報提供文書に書かれている薬の効能が患者さんの症状に合わないケースは存在します．シナリオのサインバルタ®では，「うつ病・うつ状態，疾患に伴う疼痛（糖尿病性神経障害，線維筋痛症，慢性腰痛症，変形性関節症）」と効果・効能が存在します．患者さんによっては，帰宅後に読み返して不安になり服薬できなくなってしまうことがあると伝えたい…これを主なテーマとしました．

p40

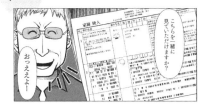 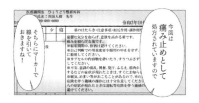

薬の効能が実際に複数ある場合は，システム的に文章を削るのは現実的ではありません．では「どうやって伝えるか？」を提案しようと試みました．

p42

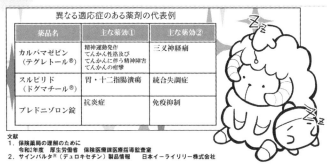

異なる適応症のある薬剤の代表例		
薬品名	主な薬効①	主な薬効②
カルバマゼピン（テグレトール®）	精神運動発作 てんかん性格及び てんかんに伴う精神障害 てんかんの痙攣	三叉神経痛
スルピリド（ドグマチール®）	胃・十二指腸潰瘍	統合失調症
プレドニゾロン錠	抗炎症	免疫抑制

文献
1．保険薬局の理解のために
　令和2年度　厚生労働省　保険医療課医療指導監査室
2．サインバルタ®（デュロキセチン）製品情報　日本イーライリリー株式会社

ほかにも効果があり，服薬指導時に注意が必要であろう薬剤を表にまとめました．ほんの一例ですが，このように注意を要する薬剤をまとめることで患者さんとのトラブルを回避できるのではないかと考えます．

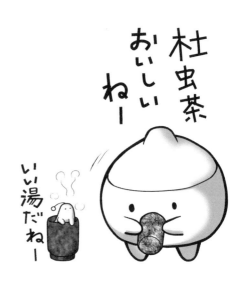

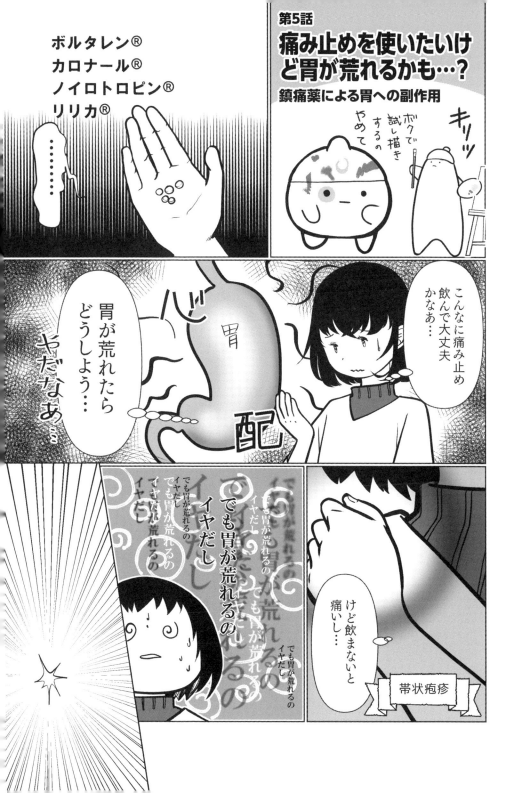

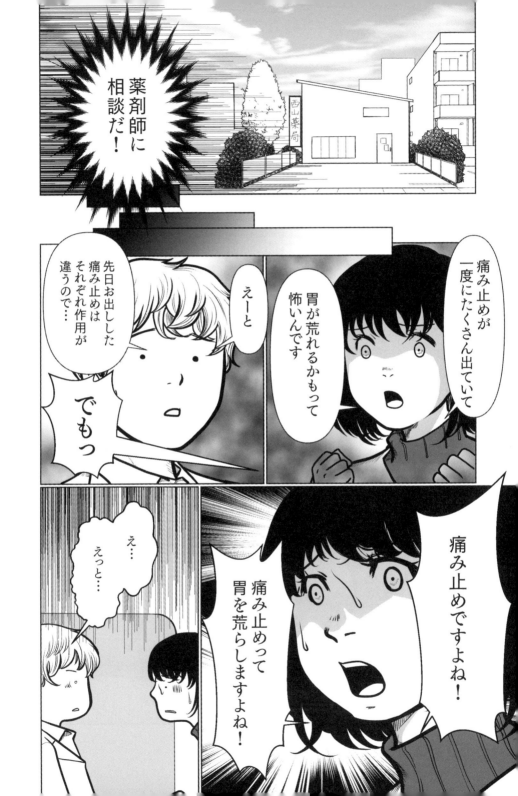

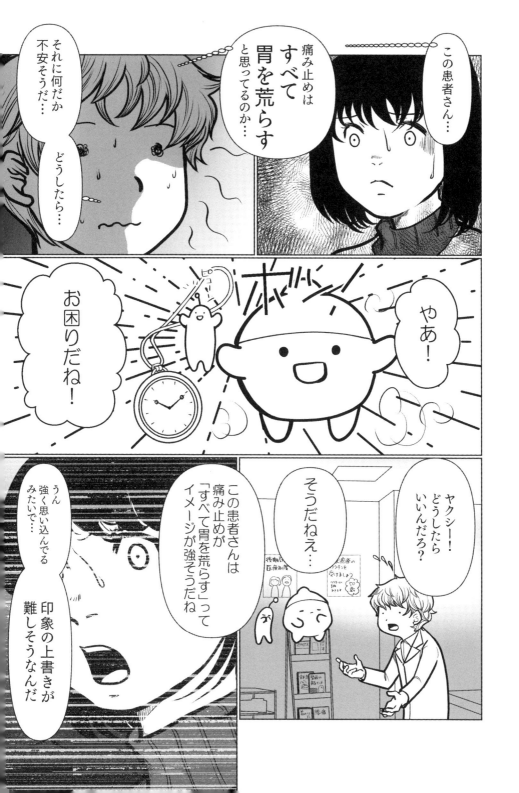

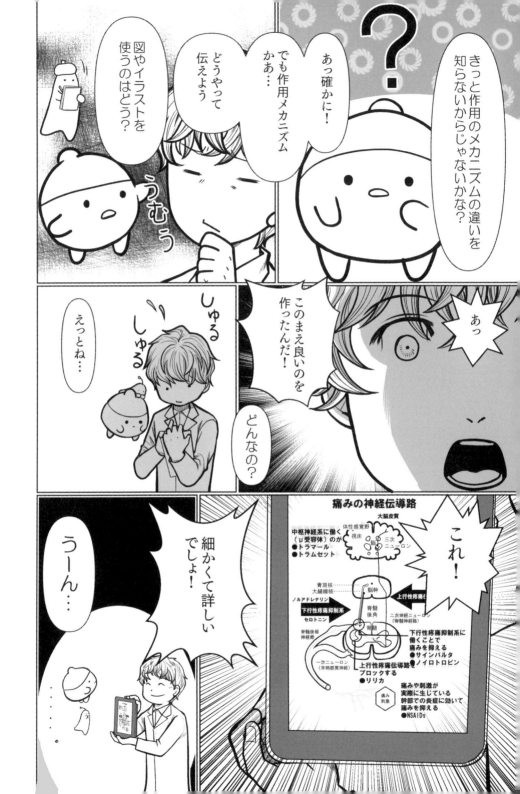

ちょっと情報が多いかも…

え？

患者さんに必要な情報って何だと思うー？

んー

必要な情報かぁ…

胃が荒れることを気にしていたから

考えて〜 ぱた ぱた

どの薬が胃に影響を与えるのか

それだね！

…って部分かなあ？

胃への影響が大きい薬とそうじゃない薬を説明して

それを中心に図を作って

どんな風に作用するのか説明してみたらどうかな？

ボルタレン®
影響大 →

カロナール®
ノイロトロピン®
リリカ®
影響小 →

胃

なるほど！

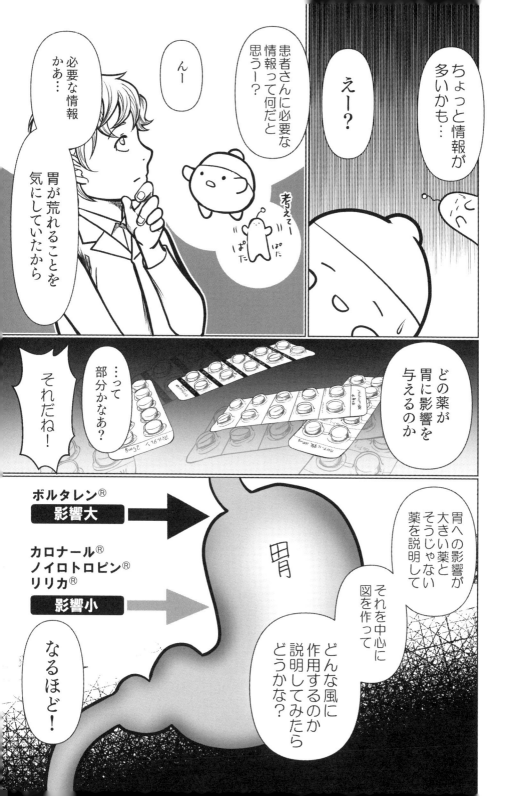

患者さんの悩みを中心に図を"ダイエット"してみようかな

うん！そして印刷して渡すといいよ！

帰宅してからも安心できるだろうし！

がしゃーん

痛み止めって胃を荒らしますよね

はい、でも実は…

痛み止めには胃を荒らしやすいものと

そうでもないものがあるんですよ

この中のボルタレン®という薬ですが

プロスタグランジンという物質を抑えるんですね

プロスタグランジン？

この図をご覧ください

はあ…

痛み止めが作用する場所と胃腸障害の起こしやすさ

カロナール®	脳神経に作用	脳が痛みを感じるハードルを上げる ※一定レベル以上の刺激を神経が受けると脳は痛みを認識します
		胃腸障害を起こしにくい
リリカ® ノイロトロピン®	神経に作用	脳に過剰な痛み信号が送られるのを阻止する 脳から"もう痛くないよ"という信号送信を強める ※損傷した部位などから痛みの信号が神経から送られ脳に伝わると痛くないという信号が送られます
		胃腸障害を起こしにくい
ボルタレン®	炎症部位に作用	プロスタグランジンの効果を抑えて過剰な痛み信号が送られないようにする ※プロスタグランジンが胃粘膜を作るのに必要なのに抑えてしまう！
		胃腸障害を起こしやすい

50

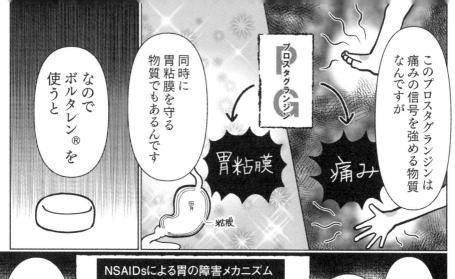

このプロスタグランジンは痛みの信号を強める物質なんですが

同時に胃粘膜を守る物質でもあるんです

なのでボルタレン®を使うと

痛みの信号を弱めると同時に胃粘膜を作る働きも弱めることになっちゃうんです

結果、胃酸と胃粘膜のバランスが崩れてしまって…

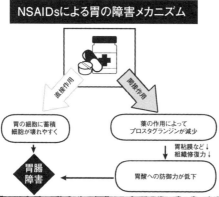

NSAIDsによる胃の障害メカニズム

胃の細胞に蓄積 細胞が壊れやすく

薬の作用によってプロスタグランジンが減少

胃粘膜など↓ 組織修復力↓

胃酸への防御力が低下

胃腸障害

直接作用

間接作用

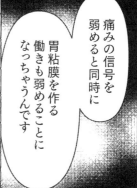

胃が荒れやすくなってしまうんです

そうだったの…

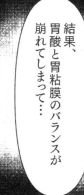

プロスタグランジンかぁ…

ほかの薬は先ほどのプロスタグランジンを介さない作用なので胃を荒らしにくいんです

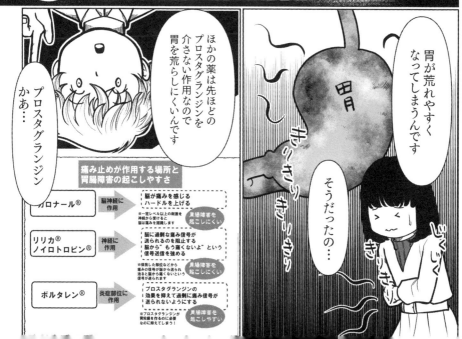

痛み止めが作用する場所と胃腸障害の起こしやすさ

カロナール® 脳神経に作用 脳が痛みを感じるハードルを上げる ※一定レベル以上の刺激を神経から受けると脳は痛みを認識します 胃腸障害を起こしにくい

リリカ® ノイロトロピン® 神経に作用 脳に過剰な痛み信号が送られるのを阻止する 脳から"もう痛くないよ"という信号送信を強める ※情報した痛みの信号が脳から送られ痛みを脳が感じないようにという信号が送られる 胃腸障害を起こしにくい

ボルタレン® 炎症部位に作用 プロスタグランジンの効果を抑えて過剰に痛み信号が送られないようにする ※プロスタグランジンが胃粘膜を作るのに必要なので抑えてしまう! 胃腸障害を起こしやすい

そっかあ　痛み止めって必ずしも胃を荒らすわけではないんですね

安心しました！ありがとうございます！

お薬に優しさは入ってませんけど

僕たち薬剤師の説明がそうなれたら嬉しいです

あはは！

お薬の効果

半分は薬剤師さんの優しさかもっ！

西山薬局

絵や図は説明に便利だけど焦点を絞って作ると良いよ！

ワンポイント

p47

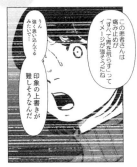

「痛み止めを飲んだことがない人はいない」と思えるほどポピュラーな題材ゆえに，あらためて伝え方を考えると言葉選びが非常に難しいと感じました．このコマでは，患者さんが「痛み止めを飲む＝少々であれ胃は荒れるだろう」というイメージを"変える"のではなく，"上書きする"にはどうするか？議論しました．

p48

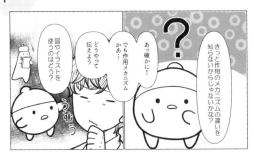

痛み止めは胃を荒らすと信じて疑わない患者さんについて，過去に消炎鎮痛薬を服用後に胃潰瘍を経験したといった背景がある方もいらっしゃると思います．しかし，シナリオの登場人物は「痛み止めが胃を荒らすのはどういうメカニズムなのか」を知らず，漠然と胃が荒れることへの不安を抱いているとしました．そこで，薬剤師は短時間の服薬指導においてどのように伝えていけるだろうか？と考えた場面です．

p48, 50

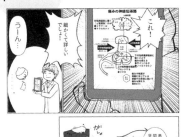

図解は詳細に書かれていることが必ずしも患者さんにとってわかりやすく，有益であるとは言えないのではないか？という議論になったコマです．患者さんが欲しい情報を簡潔に伝えるために"情報のダイエット"をする必要性を訴えました．また，説明はタブレット端末などを用いて窓口で完結するのではなく，患者さんが帰宅後に何度も見られるよう印刷してお渡しするのが有益ではなかろうかと議論しました．

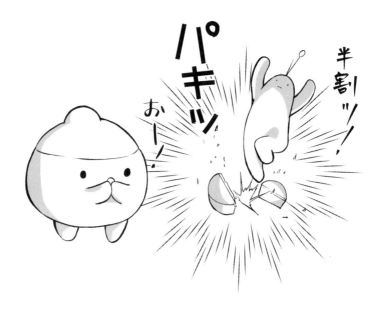

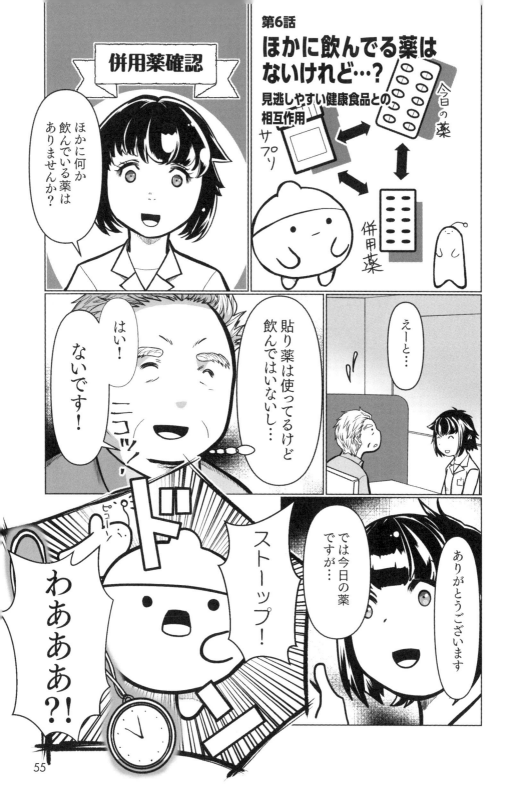

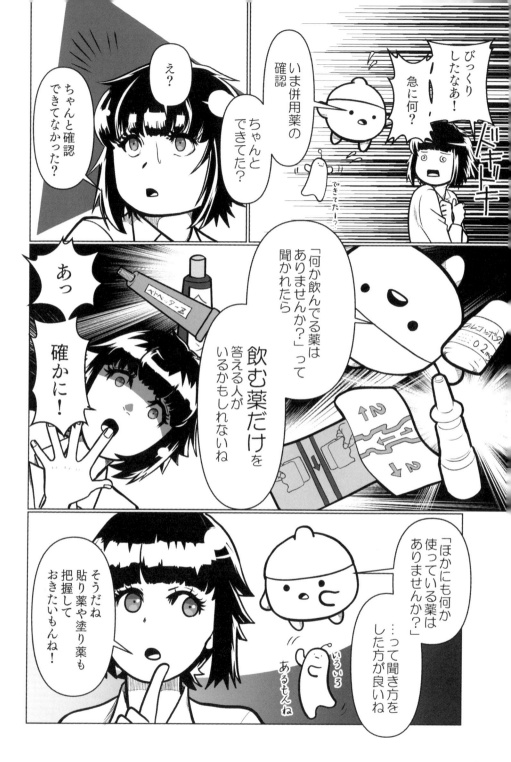

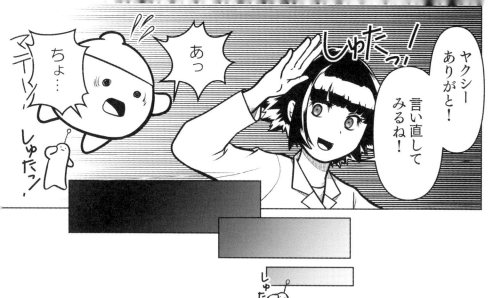

マテーン！ちょ… あっ ヤクシーありがと！言い直してみるね！

しゅたっ！

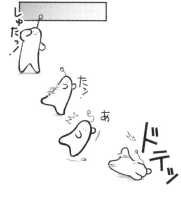

しゅたっ！たっ あっ ドテッ

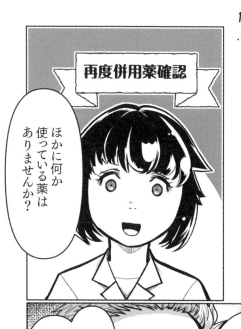

再度併用薬確認

ほかに何か使っている薬はありませんか？

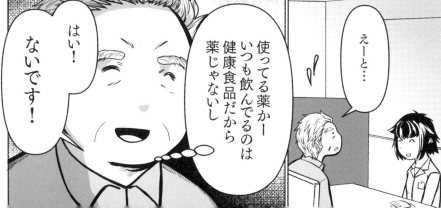

はい！ないです！

使ってる薬かー いつも飲んでるのは健康食品だから薬じゃないし

えーと…

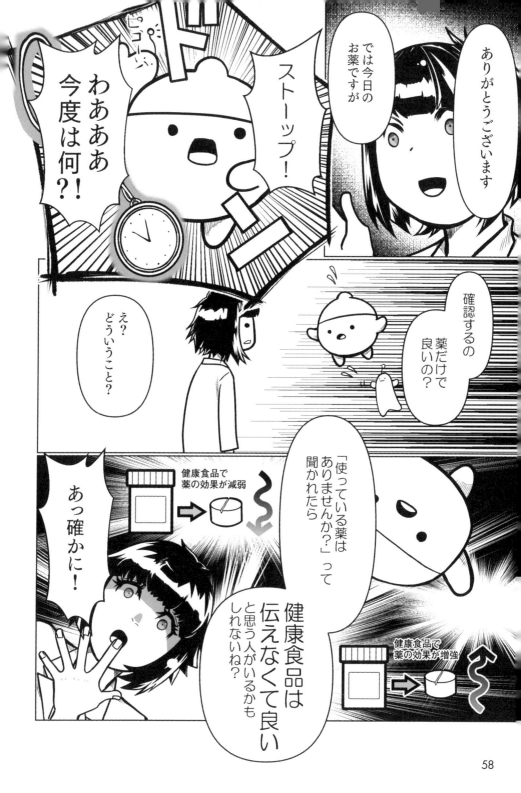

ありがとうございます

では今日のお薬ですが

わあああ今度は何？！

ストープ！

え？どういうこと？

確認するの薬だけで良いの？

「使っている薬はありませんか？」って聞かれたら

あっ確かに！

健康食品で薬の効果が減弱

健康食品は伝えなくて良いと思う人がいるかもしれないね？

健康食品で薬の効果が増強

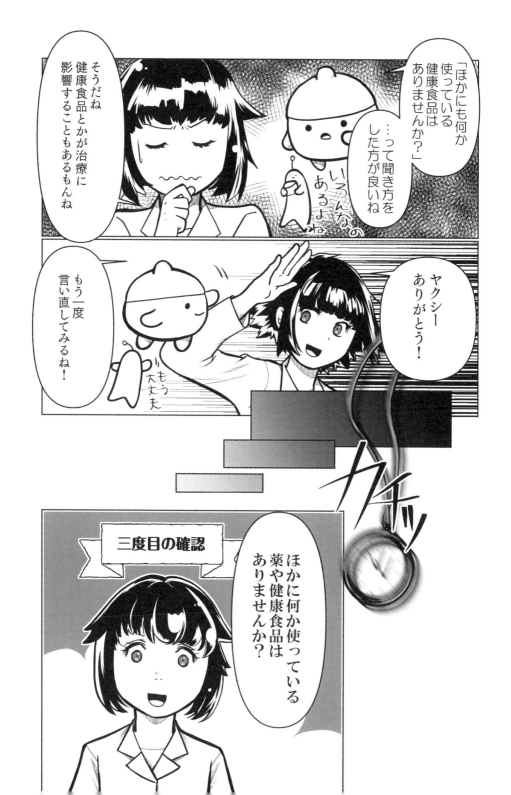

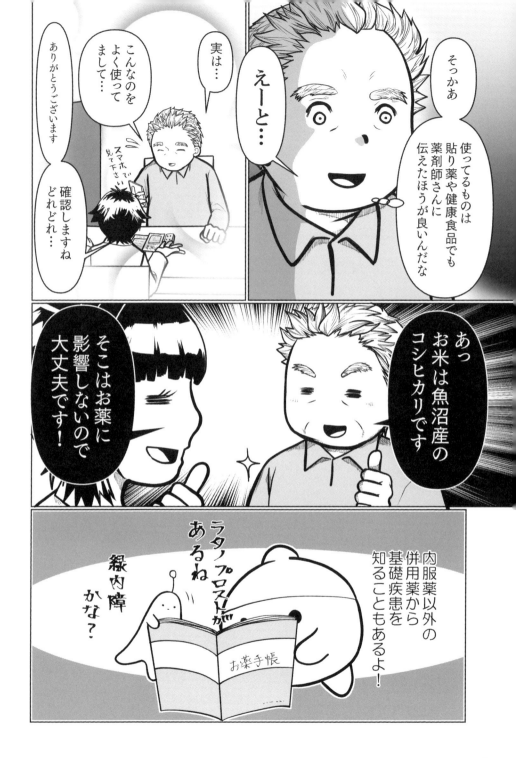

ワンポイント

p55

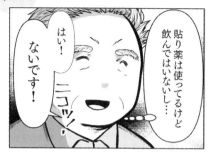

「薬の"飲み合わせ"が悪い」という表現は巷でもよく使われていますが，こうした飲み合わせ＝相互作用のリスクがあるのは「飲み薬だけ」と思い込んでいる人は多いです．ちゃんと，塗り薬・貼り薬・目薬といったものまで確認できる表現で確認をしましょう．

p57

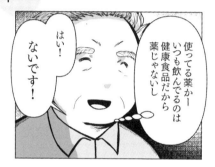

「健康食品やサプリメントには副作用や相互作用のリスクがない」と誤解し，その使用状況を医師や薬剤師に伝えていない人はたくさんいます．そのため，こうした商品で副作用や相互作用が起きても，その発見や原因究明が遅れる傾向にあります．

p60

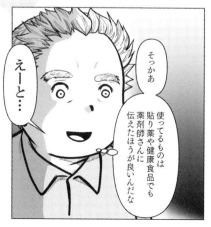

いつも「特にありません」という受け答えを繰り返しているだけでも，日頃から薬剤師が地道に声掛けをしていることが，「この人の話はちゃんと聞こう」「この人には色々と伝えておこう」「何かあったらこの人に聞こう」という感情につながります．

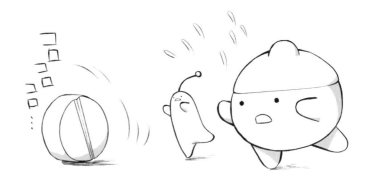

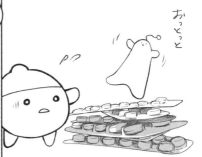

第7話
薬の数が多いと副作用が起こるの…？
多剤併用への不安

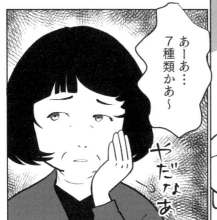

あーあ…
7種類かぁ～

やだなぁ

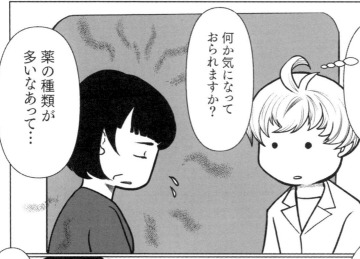

飲み合わせも
チェックしたけど
なぁ…

何か気になって
おられますか？

薬の種類が
多いなあって…

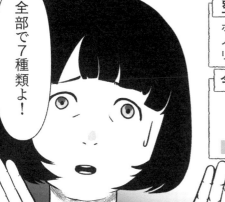

全部で7種類よ！

もともと
整形外科で
3種類出して
もらってて

今回、内科の薬が
4種類に増えた
から…

整形外科
ボルタレン®
ノイロトロピン®
リリカ®

今回（内科）
アムロジン®
リピトール®
ガスター®
ブロプレス®

NEW

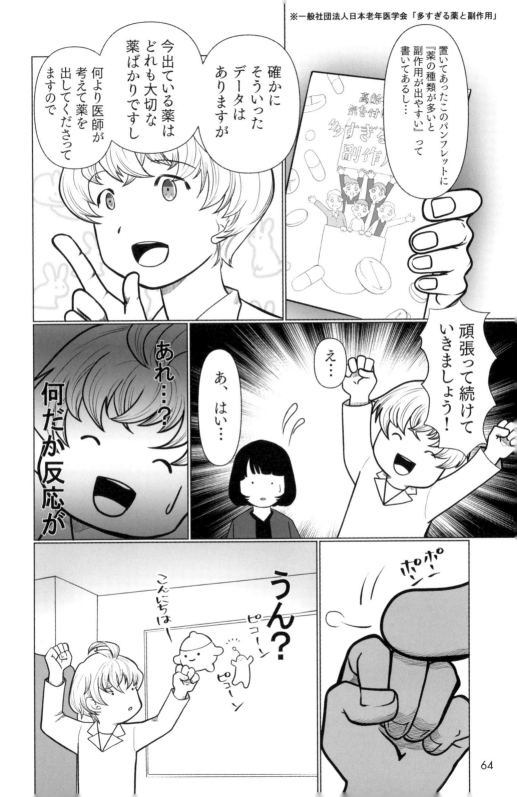

※一般社団法人日本老年医学会「多すぎる薬と副作用」

置いてあったこのパンフレットに『薬の種類が多いと副作用が出やすい』って書いてあるし…

確かにそういったデータはありますが

今出ている薬はどれも大切な薬ばかりですし

何より医師が考えて薬を出してくださってますので

頑張って続けていきましょう！

え…

あ、はい…

あれ…？

何だか反応が

うん？

こんにちは〜

ピコーン

ピコーン

ポポーン

64

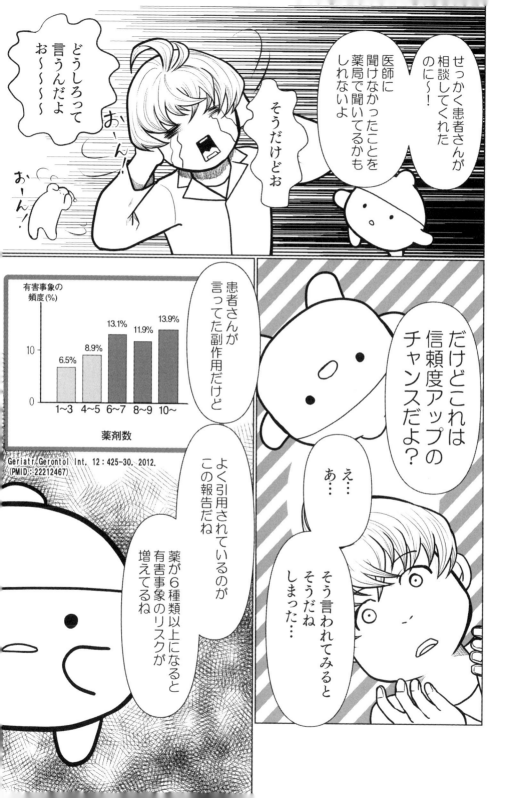

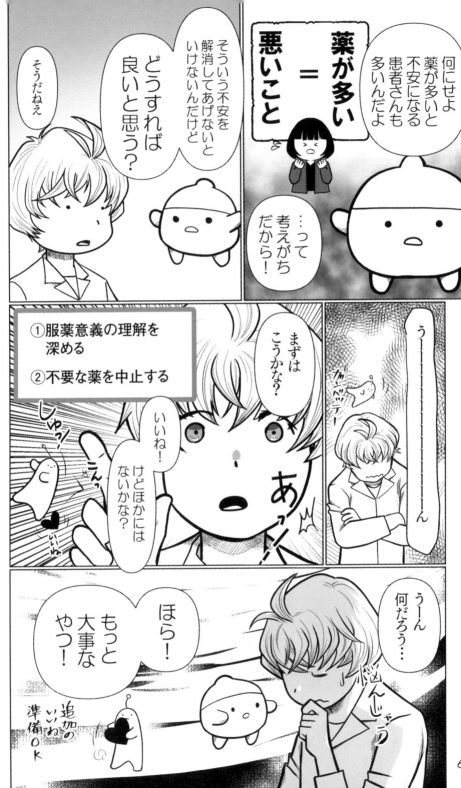

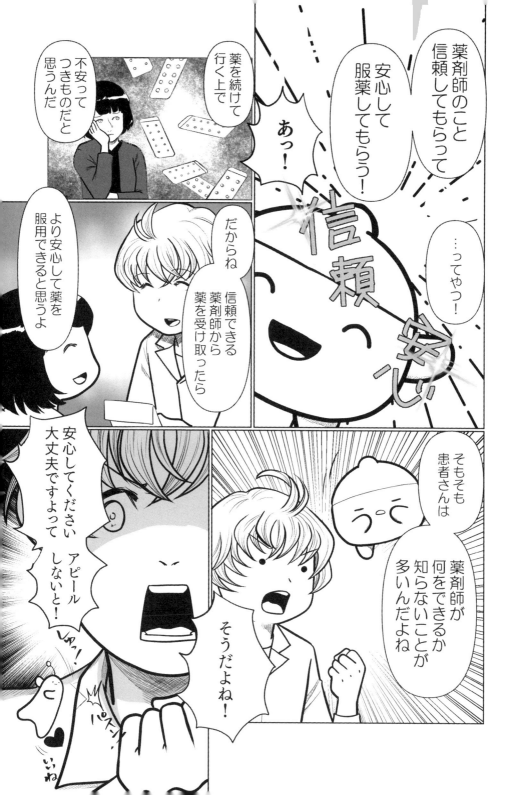

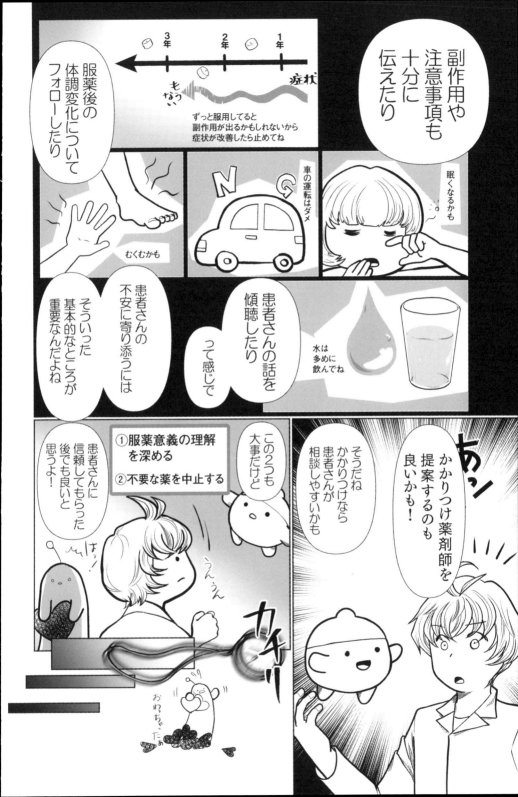

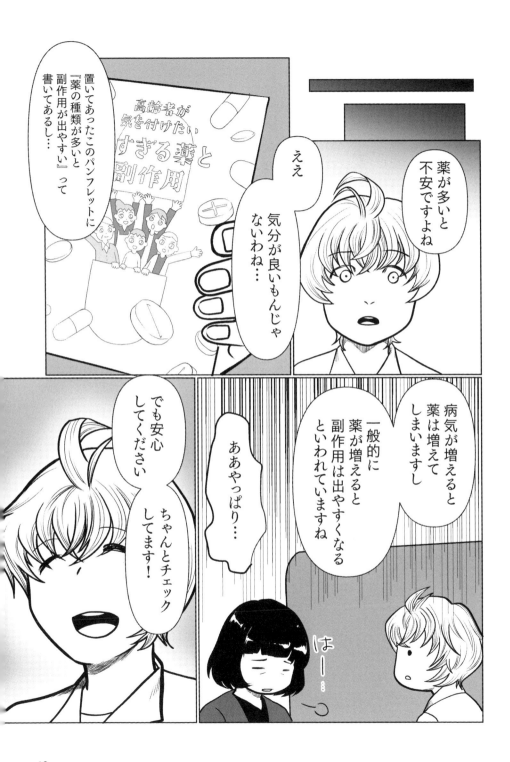

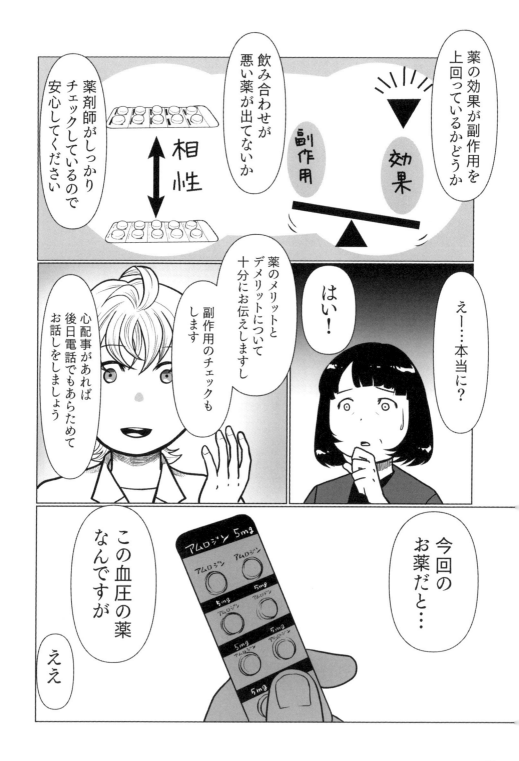

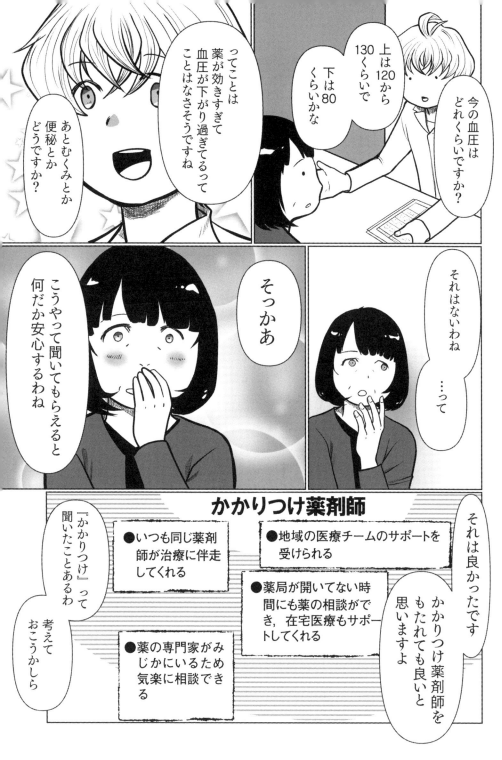

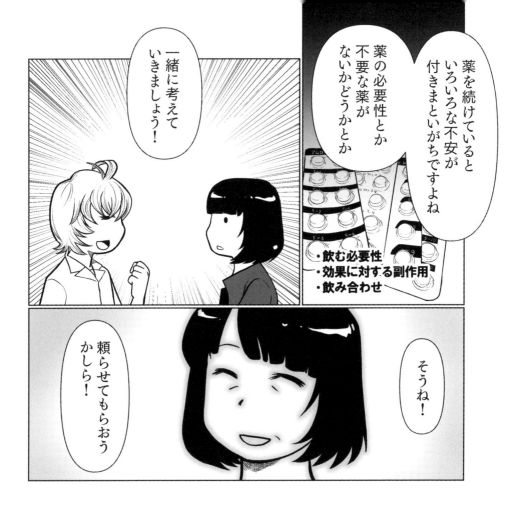

薬を続けていると
いろいろな不安が
付きまといがちですよね

薬の必要性とか
不要な薬が
ないかどうかとか

・飲む必要性
・効果に対する副作用
・飲み合わせ

一緒に考えて
いきましょう！

そうね！

頼らせてもらおう
かしら！

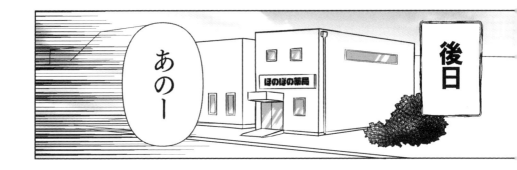

後日

あのー

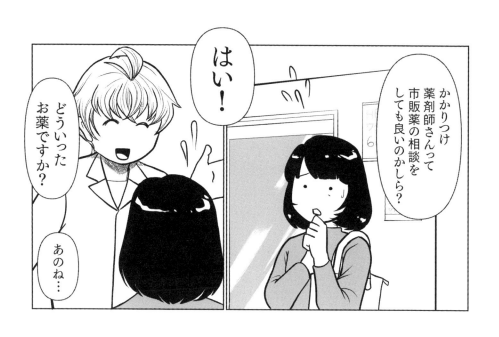

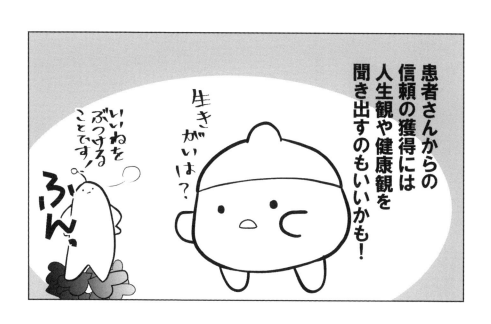

ワンポイント

p67

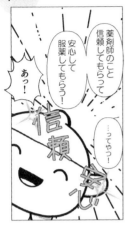

薬への不安を訴える患者さんと話していると医療者への不信感が見え隠れすることがあります．今回はやや遠回りですが，まずは信頼関係を構築して不安を和らげながら服薬のサポートをする手法を紹介しました．薬を減らすかどうかは，じっくり対話をして信頼関係を構築してから検討すればいいケースも多いのではないでしょうか．

p67

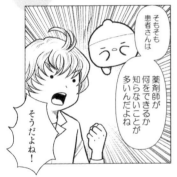

薬剤師の職能や薬局の機能はまだまだ一般の方に十分には知られていないと思いますし，薬剤師や薬局は有効に活用しないともったいないと常々感じています．われわれ薬剤師自身がしっかりアピールしていく必要があるでしょうし，この書籍がその一助となれば幸いです．

p73

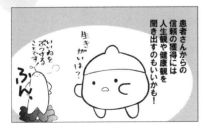

プライベートな質問は嫌がられるのではないか？と考えている薬剤師は多いと思いますが，意外とそうでもなく，逆に信頼関係を築けることも多い印象です．患者さんとグッと距離を縮めることができたり，患者さんが思わぬ本音を話し出したりすることもあると思います．突然質問するとビックリされるかもしれないので質問の意図は先にお伝えしておいた方がよいでしょう．

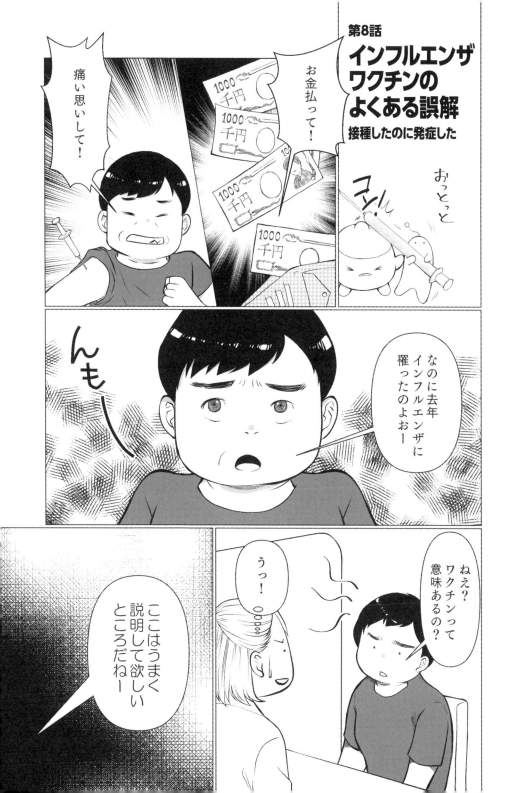

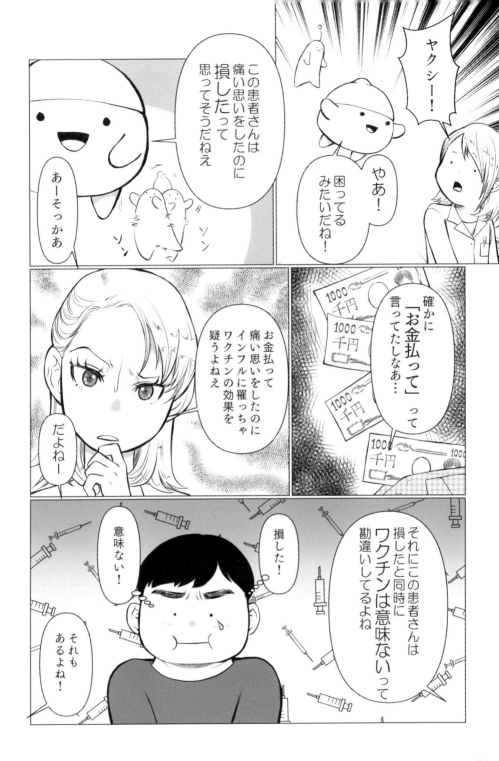

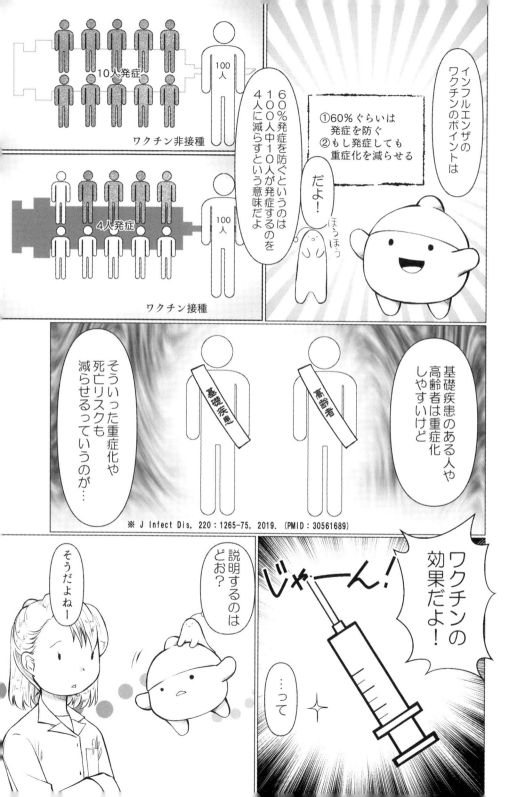

ワクチン非接種

10人発症

100
人

ワクチン接種

4人発症

100
人

インフルエンザの
ワクチンのポイントは

①60％ぐらいは
　発症を防ぐ
②もし発症しても
　重症化を減らせる

だよ！

ほうほう

60％発症を防ぐというのは
100人中10人が発症するのを
4人に減らすという意味だよ

基礎疾患のある人や
高齢者は重症化
しやすいけど

基礎疾患

高齢者

そういった重症化や
死亡リスクも
減らせるっていうのが…

※ J Infect Dis, 220：1265-75, 2019.（PMID：30561689）

そうだよねー

説明するのは
どお？

ワクチンの
効果だよ！

じゃーん！

…って

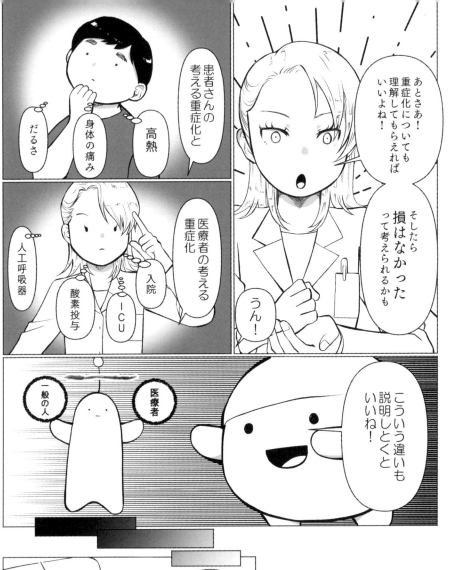

あとさあ！
重症化についても
理解してもらえれば
いいよね！

そしたら
損はなかった
って考えられるかも

うん！

患者さんの
考える重症化と

高熱

身体の痛み

だるさ

医療者の考える
重症化

入院

ICU

酸素投与

人工呼吸器

こういう違いも
説明しとくと
いいね！

一般の人

医療者

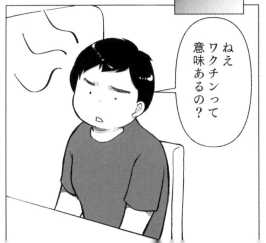

ねえ
ワクチンって
意味あるの？

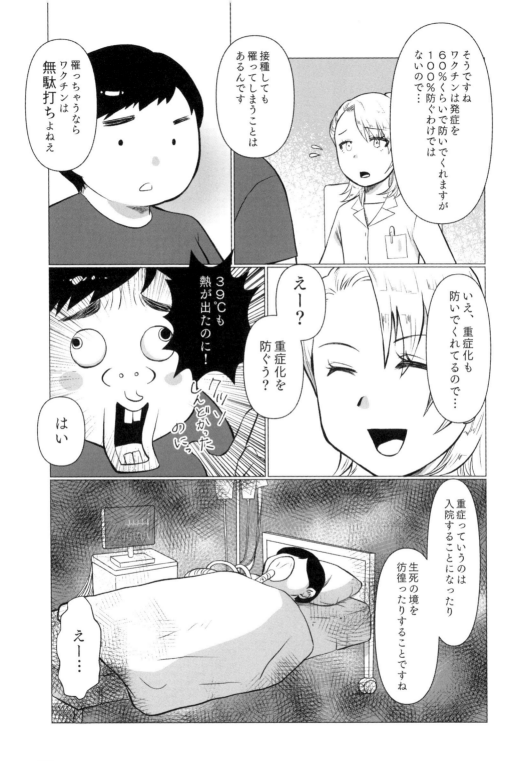

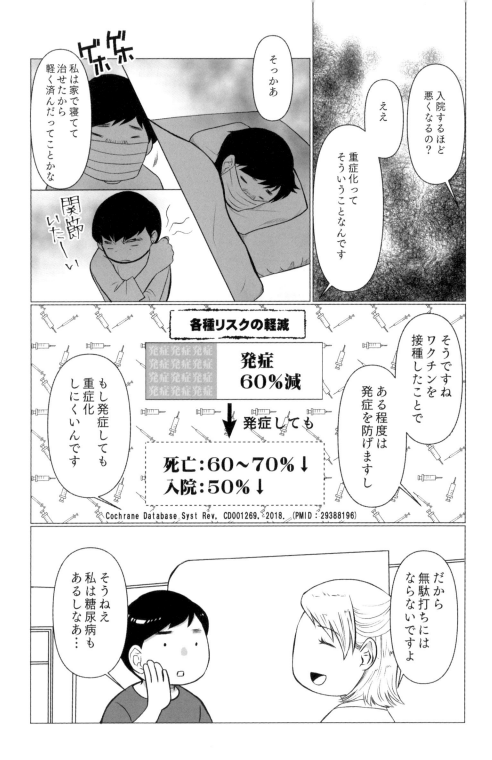

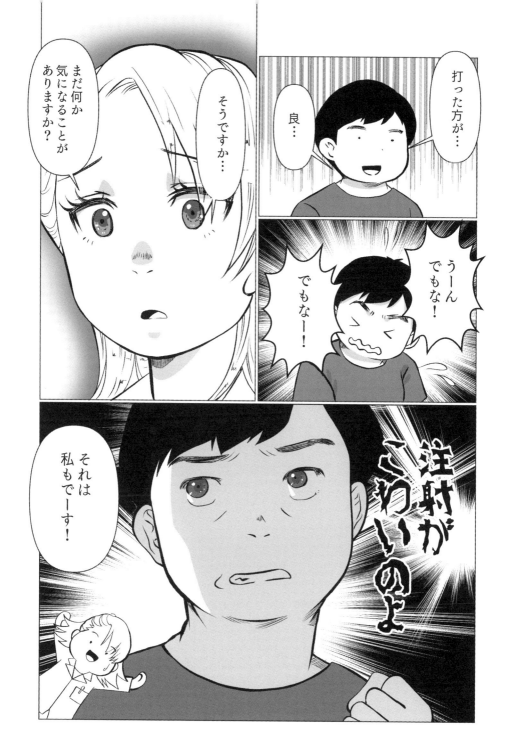

ワクチンに関する誤解TIPs

ワクチンについては色々な誤情報が出回っています．デマ情報に惑わされて接種機会を失ってしまう人を減らせるよう，正確な情報提供をお願いします．

■ MMRワクチン接種で自閉症になる

　発端は，1998年にWakefield AJ氏が発表した「MMRワクチンで自閉症が増える可能性がある」という論文[1]です．しかしこの論文には虚偽・捏造があったとして2010年に撤回され，著者のWakefield AJ氏は医師免許剥奪の処分を受けています．
　その後，多くの調査でワクチン接種と自閉症には関連がないことが確認されています[2-4]が，いまだに「自閉症になる」という誤情報は根強く残っています．

■ HPVワクチン接種で不妊になる

　ワクチン接種で不妊になるというデマもよく出回ります．しかし，これまでにワクチンで不妊になる，あるいはそういった傾向が強まるということが確認された事例はありません．
　実際，HPVワクチン接種は不妊リスクを高めないことも既に確認されています[5]．また同様に，先天異常や早産・流産リスクを高めることがないことも確認されています[6]．

■ インフルエンザのワクチンでギランバレー症候群になる

　確かに，インフルエンザのワクチン接種で，ギランバレー症候群の発症率はわずかに上昇することが知られています[7]．しかし，実際にインフルエンザに罹患してしまった場合の方がそのリスクは遙かに高い[8]ため，ワクチン接種をした方が良いということに変わりはありません．

文献　1) Lancet, 351：637-41，1998．(PMID：9500320)
　　　　2) J Pediatr, 163：561-7，2013．(PMID：23545349)
　　　　3) Vaccine, 32：3623-9，2014．(PMID：24814559)
　　　　4) Ann Intern Med, 170：513-20，2019．(PMID：30831578)
　　　　5) Paediatr Perinat Epidemiol, 31：531-6，2017．(PMID：28881394)
　　　　6) N Engl J Med, 376：1223-33，2017．(PMID：28355499)
　　　　7) Vaccine, 33：3773-8，2015．(PMID：25999283)
　　　　8) Lancet Infect Dis, 13：769-76，2013．(PMID：23810252)

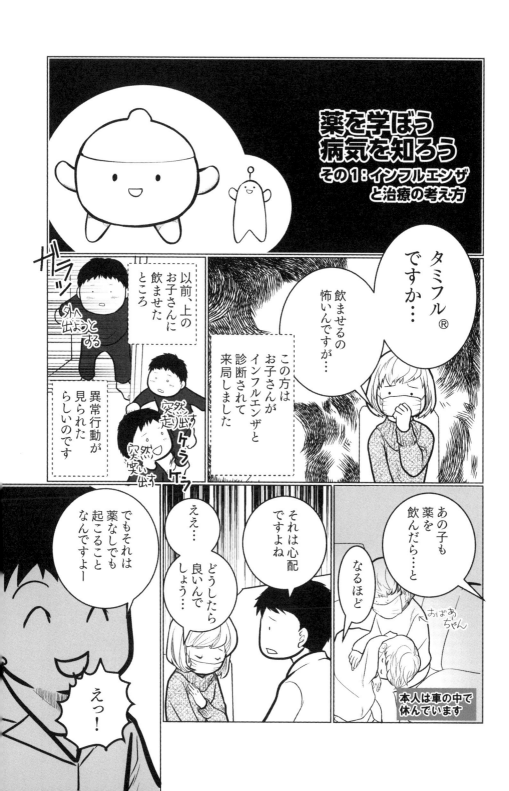

薬を学ぼう 病気を知ろう
その1：インフルエンザと治療の考え方

タミフル®ですか…

飲ませるの怖いんですが…

以前、上のお子さんに飲ませたところ

この方はお子さんがインフルエンザと診断されて来局しました

異常行動が見られたらしいのです

外へ出ようとする

ガラッ

突然走る

突然笑い出す

でもそれは薬なしでも起こることなんですよー

ええ…

それは心配ですよね

どうしたら良いんでしょう…

あの子も薬を飲んだら…と

なるほど

おばあちゃん

本人は車の中で休んでいます

えっ！

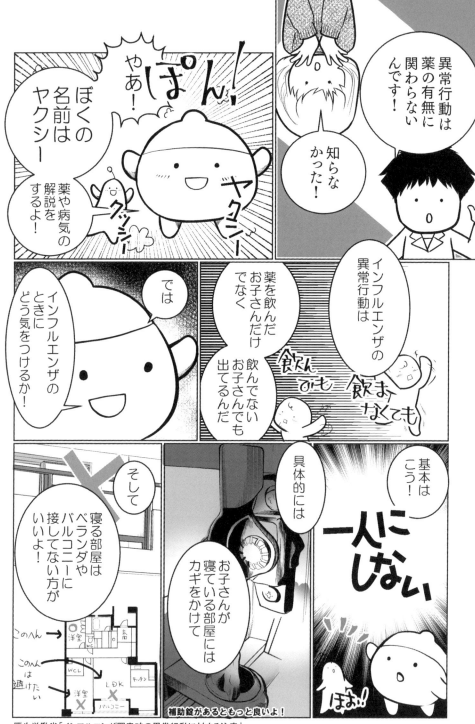

厚生労働省「インフルエンザ罹患時の異常行動に対する注意」

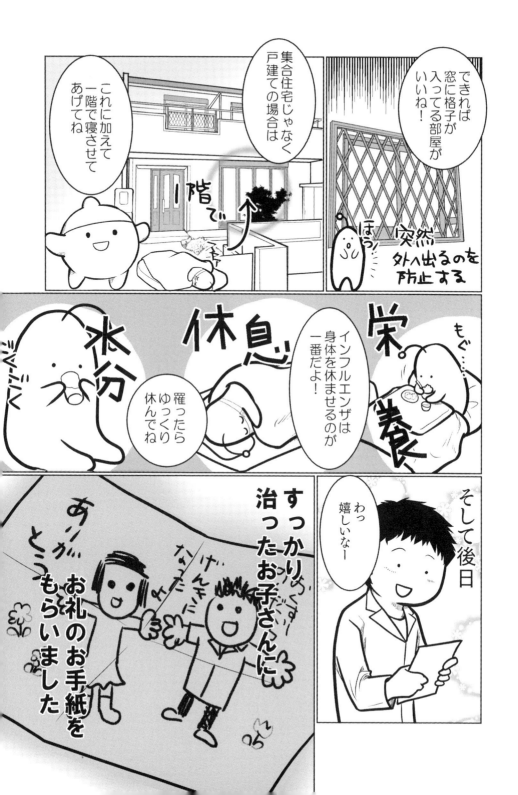

ワンポイント

p83

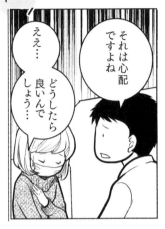

薬剤師としては，「それって薬のせいじゃないよ！」とすぐに返したくなるのですが，いきなり説明を始めると患者さんは否定されたように感じてしまうかもしれません．まずは相手の「不安」を受け止める一言で相槌を打つのが先です．

p84, 85

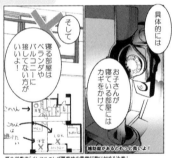

「薬を飲まなくても起こる」という事実説明をしただけでは，患者さんの"困った"は何も解決しません．むしろ，「じゃあどうやって対処すれば良いの？」となります．公的機関や専門団体が公表している具体的な対策も併せて伝えるようにしましょう．

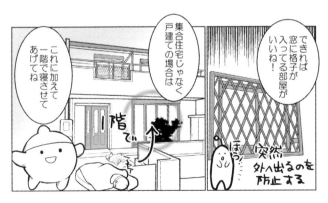

86

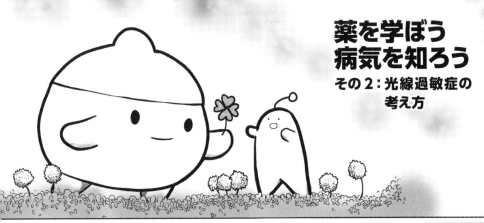

薬を学ぼう 病気を知ろう

その2：光線過敏症の 考え方

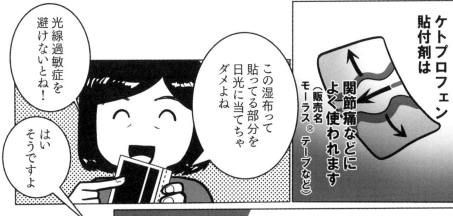

ケトプロフェン貼付剤は

関節痛などによく使われます

（販売名 モーラス®テープなど）

この湿布って貼ってる部分を日光に当てちゃダメよね

光線過敏症を避けないとね！

はい そうですよ

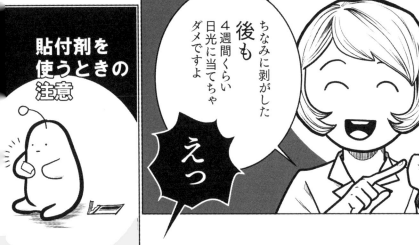

ちなみに剥がした後も4週間くらい日光に当てちゃダメですよ

えっ

④

貼付剤を使うときの注意

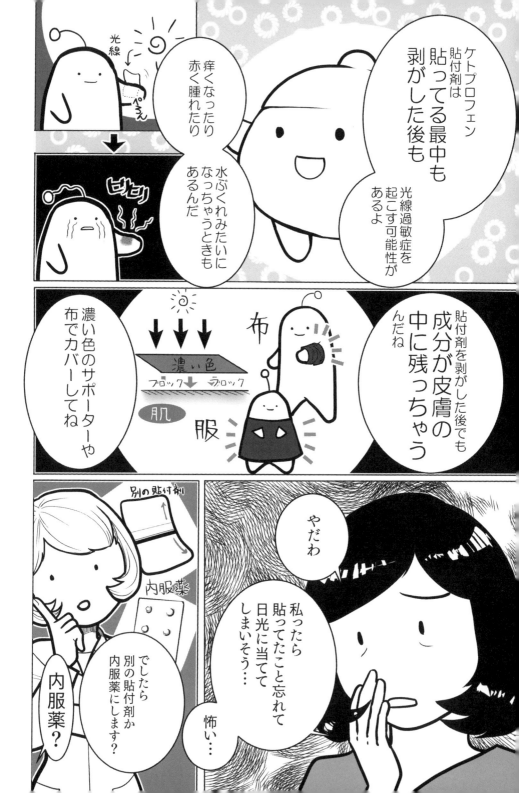

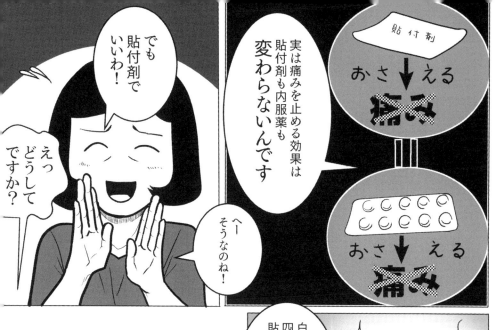

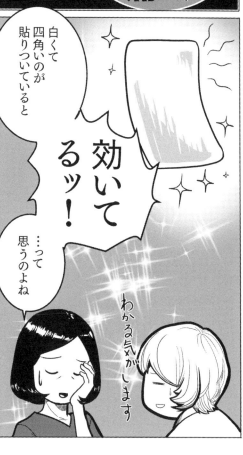

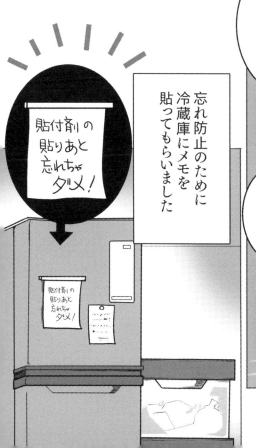

ワンポイント

p87

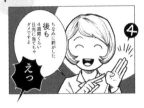
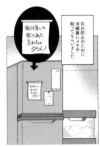

医薬品・医療機器等安全性情報 No.276（2011年1月）をもとに、ケトプロフェンによる光線過敏症について理解を広めたいと考え取り上げました．薬剤師から患者さんには少なくとも4週間以上にわたって貼付部位の紫外線対策が必要になることを伝えたいと考えました．すると，外用薬の使用場所を忘れる可能性があるので，患者さんに忘れないようにする方策も伝えるのがより良いと議論しました．

p88

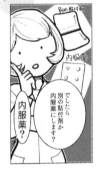

詳しく言及していませんが，光線過敏症のリスク因子としてケトプロフェンだけを回避すれば解決するわけではありません．あくまでリスクが低くなると考えられる製剤への変更を提案する意味合いを込めたコマです．ケトプロフェンやピロキシカムの光線過敏症は目立っていますが，ケトプロフェン外用薬による光線過敏症と，類薬による光線過敏症の頻度はあまり変わらないようです[※]．そのため，NSAIDs全般で注意する必要があります．

※ 医薬品・医療機器安全性情報，No.276（2011年1月）
※ 「サリチル酸メチル」「サリチル酸グリコール」はおそらく問題ないとされています．

p89

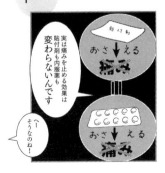

最後に，あえて剤形にこだわらなくとも同じ成分であれば，貼る・塗る・飲むそれぞれで効果に大きな違いはない[※]ことを伝えることも有益であろうと議論しました．もちろん，貼り薬や塗り薬は皮膚，飲み薬は胃に副作用が出やすいのでこれに関してしっかりと考慮した上での提案をしたいところです．

※ Pain, 160：1606-13, 2019.（PMID：30839430）；J Pharmacol Pharmacother, 8：166-71, 2017.（PMID：29472748）

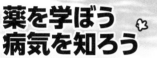

薬を学ぼう
病気を知ろう

その3：花粉症の賢い治し方

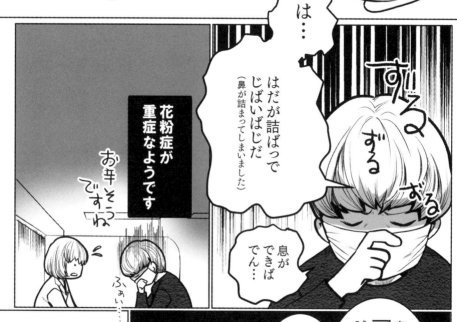

は…

はだが詰ばっで
じばいばじだ
（鼻が詰まってしまいました）

息が
できば
でん…

花粉症が
重症なようです

お年
そう
ですね

ふぁぃ…

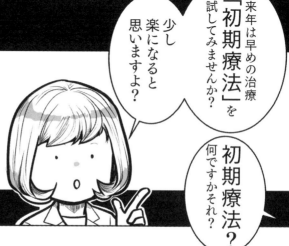

来年は早めの治療
「初期療法」を
試してみませんか？

少し
楽になると
思いますよ？

初期療法？
何ですかそれ？

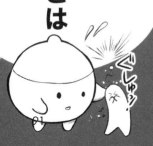

花粉症の
初期療法とは

ぐしゅ！

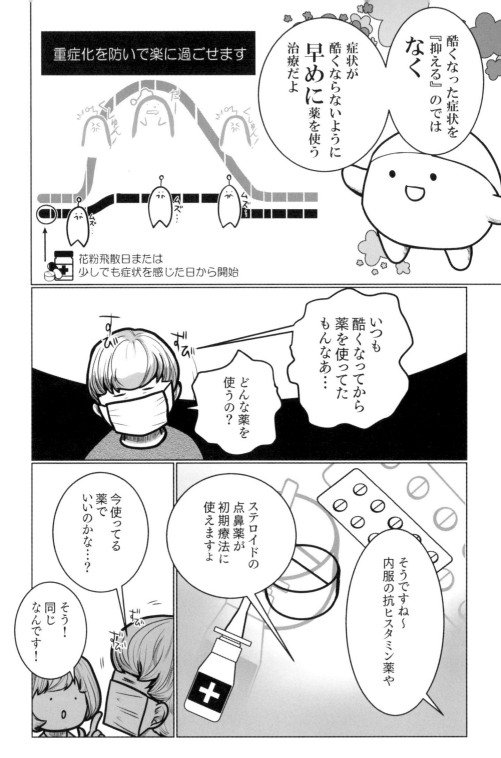

重症化を防いで楽に過ごせます

花粉飛散日または
少しでも症状を感じた日から開始

酷くなった症状を『抑える』のではなく

症状が酷くならないように早めに薬を使う治療だよ

いつも酷くなってから薬を使ってたもんなぁ…

どんな薬を使うの？

今使ってる薬でいいのかな…？

そう！同じなんです！

ステロイドの点鼻薬が初期療法に使えますよ

そうですね〜内服の抗ヒスタミン薬や

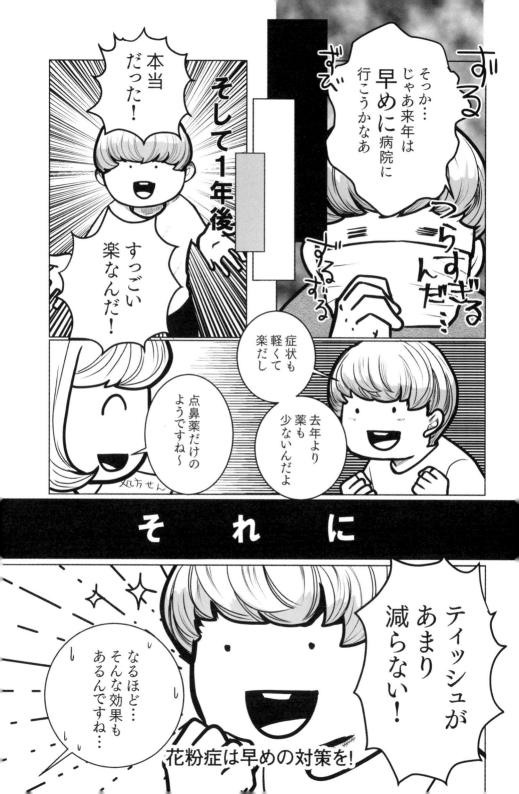

ワンポイント

p92

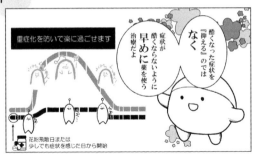

「初期療法」は，花粉症の人が軽い症状で花粉シーズンをやり過ごすための有効な戦略です．地方によって飛ぶ花粉の種類や時期は異なるため，地域や患者さんのアレルギーに合わせた"具体的な説明"をできるように情報収集しておきましょう．

p92

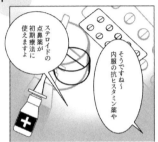

ステロイドの点鼻薬は，「症状が酷くなってからの薬」というイメージがいまだに強いですが，鼻アレルギー診療ガイドラインでも 2016 年版から初期療法・軽症・中等症・重症のすべての段階で推奨されるようになりました．抗ヒスタミン薬よりも効果が高く，眠くもならない薬として，医療用・一般用で存在感を増してきています．

p93

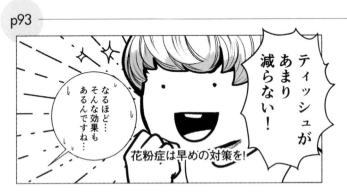

症状が出る前から薬を使っていると薬代が嵩む…と思う方もおられますが，初期療法によって花粉症を軽い症状で抑え込んでしまえば，結果的に使う薬の種類や量は減らせますし，ティッシュ代も減らせます．

薬を学ぼう 病気を知ろう

その4：水虫薬の正しい塗り方

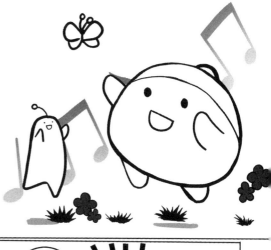

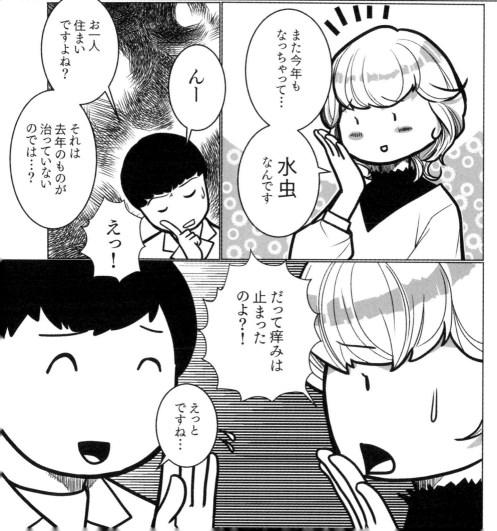

また今年も なっちゃって…

水虫 なんです

お一人 住まい ですよね？

ん―

それは 去年のものが 治っていない のでは…？

えっ！

だって痒みは 止まった のよ?!

えっと ですね…

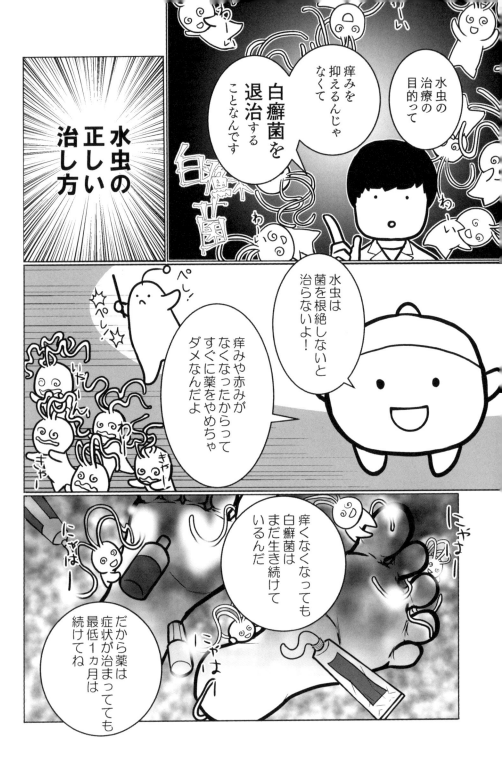

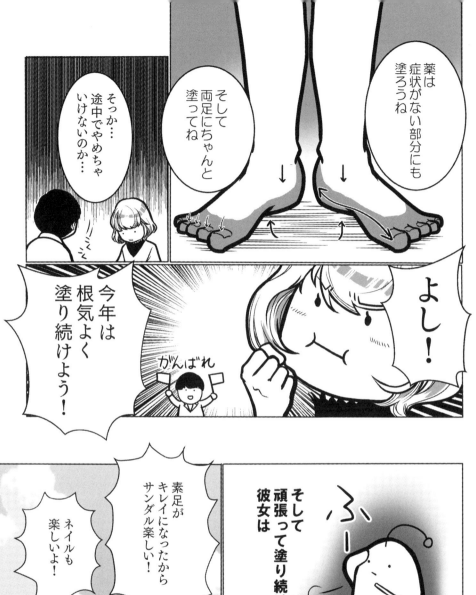

薬は症状がない部分にも塗ろうね

そして両足にちゃんと塗ってね

そっか…途中でやめちゃいけないのか…

今年は根気よく塗り続けよう！

がんばれ

よし！

そして頑張って塗り続けた彼女は

ふー

きゅ きゅ きゅ

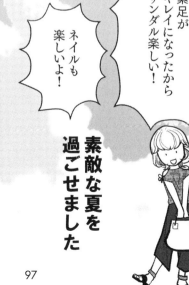

素足がキレイになったからサンダル楽しい！

ネイルも楽しいよ！

素敵な夏を過ごせました

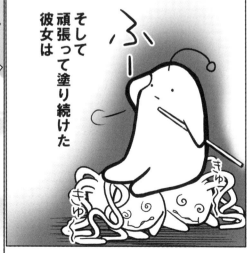

ワンポイント

p95

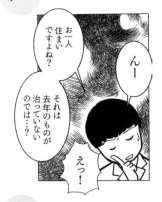

生活環境や職業などの情報は，薬剤師にとっても意外と重要な判断材料になります．水虫は銭湯やスポーツジムのほか，同居家族からの感染が多い感染症の一つです．同居家族に無治療の水虫の方がいる場合は，その人に対するアプローチも必要です．

p96

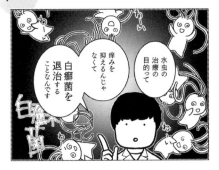

テレビコマーシャルなどの影響で「水虫＝足が痒い」という印象を抱いている人は少なくありません．しかし，水虫治療の目的は痒みなどの自覚症状を抑えることではなく，白癬菌を完全に退治し切ってしまうことだ，という点はしっかり伝える必要があります．

p96

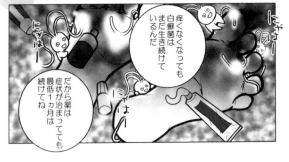

日本皮膚科学会『皮膚真菌症診療ガイドライン 2019』によると，抗真菌薬の塗布期間の目安は，指間型で 2 ヵ月，小水疱型で 3 ヵ月，角化型では 6 ヵ月以上とされています．この長い治療を完遂できるよう，薬の使いやすさや経済的負担などにも注目した薬選びが薬剤師には求められます．

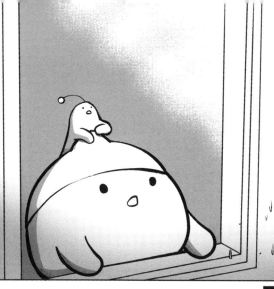

薬を学ぼう 病気を知ろう

その5：坐薬が2種類の ときの使い方

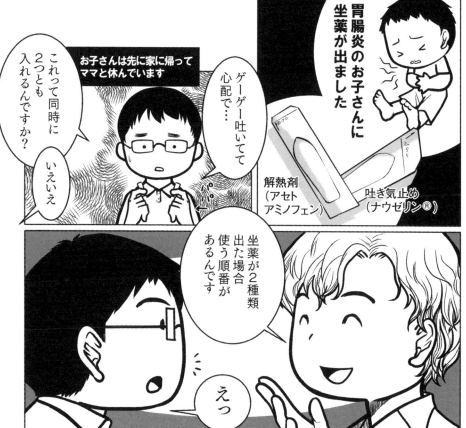

胃腸炎のお子さんに 坐薬が出ました

解熱剤
（アセト
アミノフェン）

吐き気止め
（ナウゼリン®）

お子さんは先に家に帰って ママと休んでいます

ゲーゲー吐いてて 心配で…

これって同時に 2つとも 入れるんですか？

いえいえ

坐薬が2種類 出た場合 使う順番が あるんです

えっ

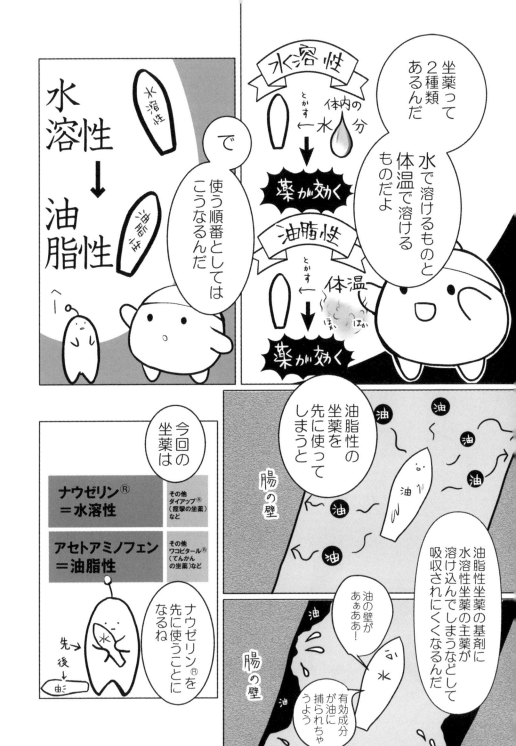

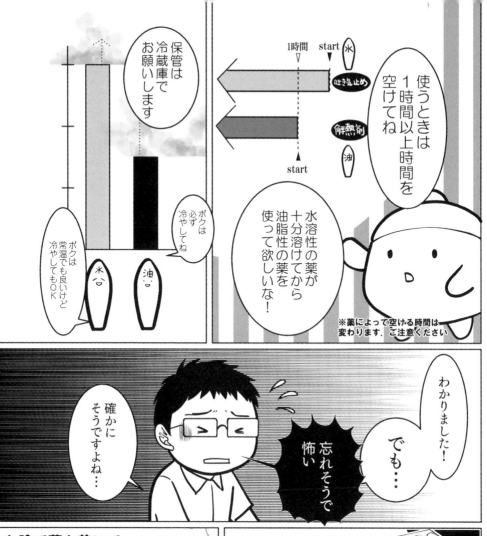

保管は冷蔵庫でお願いします

使うときは1時間以上時間を空けてね

水溶性の薬が十分溶けてから油脂性の薬を使って欲しいな！

1時間　start　水

吐き気止め

解熱剤

油

start

ボクは必ず冷やしてね

ボクは常温でも良いけど冷やしてもOK

水♡　　油♡

※薬によって空ける時間は変わります，ご注意ください

わかりました！

でも…

忘れそうで怖い

確かにそうですよね…

お陰で落ち着いて薬を使えたそうです

程なくお子さんは回復されました

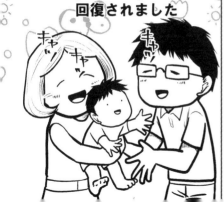

坐薬の包装に数字を書いておきました

家族が病気になると心配で混乱しちゃいますよね

①

②

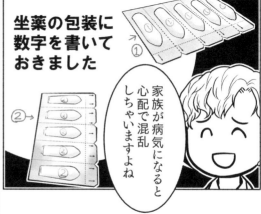

ワンポイント

p101

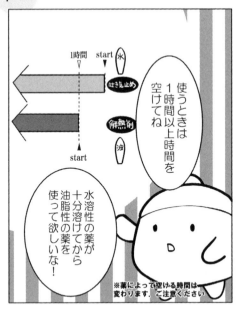

ドンペリドンとアセトアミノフェンの坐薬を併用する際の投与間隔については，明確な基準を示す資料が見つからず，インタビューフォームの体内動態を参考にした上で目安として1時間以上としました．

p101

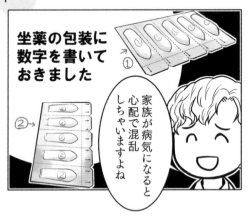

服薬指導の時点で理解していても，いざ使うときに順番がわからなくなる可能性は大いにあり得ます．指導方法として，坐薬の包装に数字を書くものを提案したいと考えました．

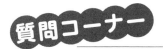
薬剤師どうでしょう？

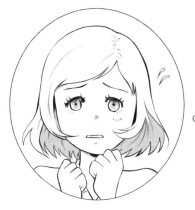

Q 質問

お話の長い患者さんに どう対処すれば 良いでしょうか？

東京都
長野 琴音（28）調剤薬局勤務

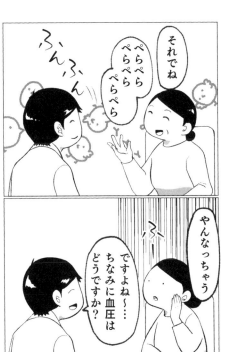

A 答え

相槌を常に打っておき
息継ぎのタイミングで
「ところで」 とか
「ちなみに」 とか
接続詞を入れて必要な質問をする

「ちなみに」が便利！

ずっと"相槌"をいっぱいうっていること
が前提で（ふんふん、へー、そうなんで
すかー、うわー大変ですねー・・・
「あ、ちなみに」みたいな感じです）

なんとなく前の話とつながっている印象
を持ってもらえます。

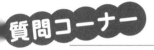

薬剤師どうでしょう?

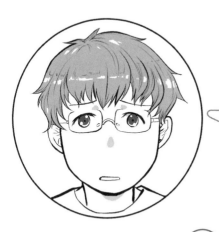

Q 質問

患者さんと接する際に心掛けると良いことって何でしょう?

大阪府
中村 大輔(27)調剤薬局勤務

A 答え

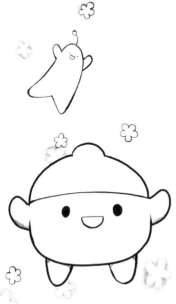

ホスピタリティマインドを
意識してみましょう

何が知りたいか?を理解する力
↑患者さんのお話を聴く

専門知識を伝える力
↑分かりやすく伝える技術

代弁する力
↑専門知識・患者さんの
気持ちを咀嚼する

まずは相手をしっかり見る
ことから始めましょう

「相手のために」を追求すると
「伝え方や聴き方」を学んだり
工夫する必要が生じると思うよ!

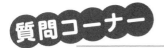
薬剤師どうでしょう？

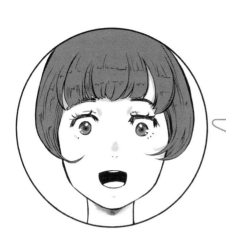

Q 質問

薬剤師って
やっぱり白衣着用が
多いですか？

大阪府
東島 由梨香（23）薬学部5年生

A 答え

実は白衣だけじゃ
ないです

職場にもよりますが
最近はスクラブやケーシーを
取り入れる病院や薬局が
増えてきていますよ！

スクラブ

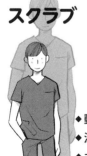

◆ 動きやすい
◆ 涼しい
◆ カラフル
◆ デザインも
　色々ある

ケーシー

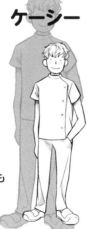

白衣

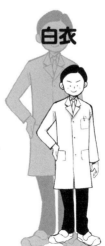

◆ 薬剤師だと認識され
　やすい
◆ 信頼感を得やすい

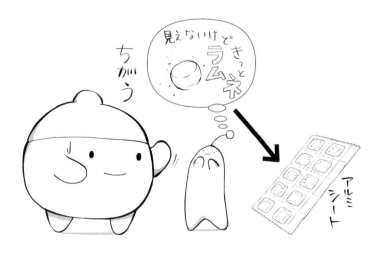